AF383626

LA
BLÉNNORRHAGIE URÉTHRALE
CHEZ L'HOMME

COLLECTION MODERNE

Volumes déjà publiés :

Commentaires pharmaceutiques du Codex de 1908, par P. Yvon, Membre de l'Académie de Médecine. 1 vol. in-18 jésus, cartonné toile, de 225 pages. . . . . **3 fr. 50**

Radioscopie gastrique et Maladies de l'Estomac. *Clinique et thérapeutique — L'Adulte et le Nourrisson*, par G. Leven, ancien interne des Hôpitaux de Paris et de l'Hospice des enfants assistés, et G. Barret, Chef du Laboratoire de radiologie de l'Hospice des enfants assistés. 1 vol. in-18 jésus, cartonné toile, de 200 pages, avec 35 figures dans le texte. . . . . **3 fr. 50**

Notions d'Hydrologie moderne. *Radioactivité, Gaz rares, Isotonie, Constitution et Indications*, par le Dr G. Bardet, Secrétaire général de la Société de Thérapeutique, Membre de la Commission permanente des Stations thermales et climatiques, avec une préface de M. le Professeur Albert Robin. 1 vol. in-18 jésus, cartonné toile, de 230 pages . . **3 fr. 50**

Guide pratique du Médecin-Inspecteur des écoles, par le Dr L. Dufestel, Médecin-Inspecteur des Ecoles de Paris. 1 vol. in-18 jésus, cartonné toile, de 240 pages, avec 19 figures dans le texte. **3 fr. 50**

LA
BLENNORRHAGIE URÉTHRALE
CHEZ L'HOMME

PROPHYLAXIE ET TRAITEMENT

PAR

Le Dr M. CARLE

Ancien chef de Clinique
des maladies cutanées et syphilitiques
à la Faculté de Médecine de Lyon.

AVEC UNE PRÉFACE
DE M. LE PROFESSEUR A. FOURNIER

PARIS

OCTAVE DOIN ET FILS, ÉDITEURS

8, PLACE DE L'ODÉON, 8

1910

PRÉFACE

Mon cher ami,

J'ai dit souvent ma sympathie pour les *petits livres* qui s'introduisent plus sûrement que les gros dans les bibliothèques, où ils font l'office salutaire de vulgarisateurs. A ce titre, je loue votre effort et souhaite le voir couronné de succès.

Je suis persuadé que ce succès dépassera le cercle des étudiants auquel vous vous adressez, et que vous trouverez nombre de lecteurs parmi les praticiens. On verra avec plaisir la place prédominante que vous avez accordée aux méthodes classiques, dont la valeur a été éprouvée par le temps. On consultera avec une égale curiosité vos appréciations sur des procédés plus nouveaux et moins connus. On ne goûtera pas moins certains chapitres d'un puissant intérêt. Tel, par exemple, celui que vous avez consacré

à l'étude de ces états névropathiques si sin-
guliers qui succèdent parfois à la blennorrhagie
chronique. Tel, bien plus encore, celui qui est
relatif aux dangers sociaux de la maladie, à ces
drames de famille, où l'on voit si souvent la simple
blennorrhée devenir pour les femmes l'origine
d'affections abdominales des plus graves, voire
de terminaisons tragiques. Signaler de telles
choses, encore trop peu connues, et les signaler
dans un livre de vulgarisation, était un véritable
devoir auquel vous ne pouviez manquer.

Cher ami, avant d'avoir lu votre livre je l'avais
préjugé, et cela de par son auteur ; je l'avais
préjugé comme œuvre originale, — documentée
et fortement documentée ; donc, instructive et
utile. A la lecture mes prévisions se sont con-
firmées, et j'ai toute confiance dans l'accueil
favorable que vous réservent vos lecteurs.

Recevez mes meilleurs sentiments.

ALFRED FOURNIER.

PROPHYLAXIE ET TRAITEMENT

DE LA

BLENNORRHAGIE URÉTHRALE

CHEZ L'HOMME

PREMIÈRE PARTIE

PROPHYLAXIE DE LA BLENNORRHAGIE

*Réflexions philosophiques et pratiques sur la fré-
quence des blennorrhagies et les meilleurs moyens
de se préserver.*

Il est d'usage, dans la plupart des ouvrages de ce
genre, de rejeter à la fin du volume les sages conseils prophylactiques que la réflexion et l'expérience
suggèrent à leurs auteurs. Ceci est, je crois, une
erreur. Ce chapitre est de prime importance et
mérite mieux qu'une attention distraite, car sa
lecture, bien comprise et sagement méditée, rendrait
souvent inutile la connaissance du reste de l'ouvrage.
C'est pourquoi je mets en premières pages ce chapitre de prophylaxie, en souhaitant à mon jeune

lecteur, quel qu'il soit, d'en prendre connaissance avant toute mésaventure génitale. Parmi les notions exposées, les unes préventives et sanitaires, les autres empreintes d'une indulgente moralité, il saura toujours, me semble-t-il, extraire celles qui pourront lui être utiles, et ce sera là mon excuse.

Je réclame donc pour ce chapitre quelque crédit, ayant l'intention de ne point me borner à la banale énumération des précautions à prendre avant, pendant et après, mais d'étudier la question de façon plus intime et de rechercher pourquoi, étant donné la facilité des moyens de préservation, le nombre des blennorrhagiens est toujours aussi invraisemblable.

« En pareille matière, a-t-on dit, il est plus facile de prévoir que de guérir. » Ceci n'est qu'à moitié vrai. Car si cette prévision paraît naturelle et simple au bon vieux maître qui aligne paisiblement dans le silence de son cabinet la liste des moyens prophylactiques, elle apparaît beaucoup plus complexe au malheureux jeune homme, mis, dès sa vingtième année, avec toute sa bonne foi et son ignorance, en demeure de choisir entre la prudente abstention, mère de toute quiétude, et l'excusable incitation de ses sens en éveil.

Ainsi envisagée, la question tout en restant médicale, est également morale et psychologique; et des incursions dans ces domaines éclaireront d'un jour intéressant le problème de la prophylaxie des maladies vénériennes.

§ 1. — Causes et explications de la fréquence
des blennorrhagies

Il est deux façons d'expliquer l'abondance des blennorrhagies : d'une part l'*ignorance*, ignorance du danger possible, ignorance des précautions à prendre ; et d'autre part, l'*excès de confiance* qui fait que, mis au courant de ces dangers et de ces précautions, on méconnaît les uns et on refuse d'employer les autres, les croyant superflus.

I. — De ces facteurs, le premier, *ignorance du danger*, est considéré dans tous les ouvrages classiques comme la cause essentielle de propagation des maladies vénériennes ; pour beaucoup même, il semblerait que ce soit la seule. Il n'est pas un ouvrage quelque peu moderne traitant de la blennorrhagie, qui ne déplore fort justement l'ignorance de la jeunesse à cet égard. Parmi les jeunes gens, hâtivement libérés de leur famille par les exigences sociales, service militaire, études, voyages, très peu sont munis des instructions leur permettant d'évoluer avec une certaine aisance dans ce milieu féminin qu'ils vont rencontrer pour la première fois.

Parmi ces jeunes victimes, un certain nombre, rigoureusement élevés dans l'ambiance familiale, sont dans une ignorance absolue des rapports sexuels, ignorance créée et entretenue par une éducation très renfermée, que peuvent maintenir fort tard des habitudes déplorablement solitaires. Ces jeunes gens seront plus exposés que tout autre, dès qu'ils seront abandonnés à eux-mêmes. Car le danger sera double : outre la maladie vénérienne, ils risqueront d'autant plus, étant donné leur naïveté, de trouver en l'initiatrice des premières sensations, la femme habile qui s'emparera de leur esprit et de leur volonté. De telles histoires sont de tous les jours, et quand elles dégénèrent en drames, le père de famille peut tardivement prendre sa part de responsabilité.

Les autres, sortis des lycées, collèges et autres écoles, ne sont guère mieux renseignés. En général, un rhétoricien plus barbu que les autres a déjà son petit écoulement, classiquement contracté dans une maison publique. Voué de ce fait à l'admiration inavouée de ses collègues, il est élevé à la dignité d'instructeur, chargé d'apprendre au reste de la classe l'existence et les dangers des rapports sexuels. Les conversations avec quelques étudiants en médecine, la lecture de brochures pseudo-scientifiques peu coûteuses, complètent cet enseignement plutôt insuffisant.

On a, d'ailleurs, bien compris que là était le mal, et, depuis quelques années, on s'efforce d'y parer. La Société de Prophylaxie a fait un effort méritoire en demandant à tous les directeurs d'établissements d'instruction d'organiser, au cours de la dernière année d'étude, un enseignement sommaire en ce sens. La plupart s'y sont d'ailleurs refusé. C'était à prévoir. Car, à l'âge des lycéens, il est peut-être difficile de généraliser un enseignement qui, utile pour quelques-uns précocement développés, eut ouvert à beaucoup d'autres des horizons non encore entrevus. Par contre, il est moins dangereux, chaque individu étant pris à part, de saisir le moment de l'éveil des sens pour faire connaître en termes simples et clairs les liens étroits qui unissent la volupté et la douleur. Ceci peut être indifféremment l'œuvre du père de famille, d'un frère aîné, d'un professeur, souvent aussi du médecin. C'est là un travail très délicat, exigeant une grande pondération, des termes choisis, une connaissance complète de la mentalité à laquelle on s'adresse.

Aussi ne saurais-je trop conseiller, à ceux que rebuterait ce rôle de moraliste en chambre, de recourir à la petite brochure si délicatement rédigée dans ce sens par le Pr Fournier « Pour nos fils quand ils auront dix-huit ans ». Par les soins de la Société de Prophylaxie, cet opuscule a été édité et répandu dans toute la France. Rien de plus simple que de le glisser dans le bagage du futur étudiant, qui apprendra ainsi le nécessaire, sans se laisser inciter par le superflu.

Dans les casernes, la tâche est plus simple. Aussi, depuis quelques années, a-t-on organisé dans tous les régiments des conférences sur le danger des rapports suspects, sur les précautions à prendre, etc. De ce

côté, on a fait beaucoup. On a même été quelquefois
à l'excès, témoin certaine circulaire sur l'emploi de
la pommade Metchnikoff, dont j'ai critiqué autrefois
(*Lyon médical*, 9 février 1908) le ton absolu, susceptible d'inspirer une confiance véritablement exagérée.
— Dans le même sens, des progrès très sérieux ont
été réalisés dans l'enseignement supérieur, les écoles
normales, les universités populaires, grâce aux leçons
et aux conférences instituées par la Ligue de l'Enseignement.

D'une façon plus générale, notre époque a tendance à se libérer de cette antique conception de la
maladie honteuse. Sous l'influence du théâtre, de la
littérature, de la presse, les discussions sur ce sujet
sortent du cercle étroit des savants et des médecins,
et se répandent dans les masses. On se familiarise
avec ces questions, trop longtemps considérées comme
inabordables, et dont on cause aujourd'hui le plus
paisiblement du monde dans presque tous les milieux.
— La jeunesse bénéficiera de ce nouvel état d'esprit,
et, plus avertie, saura peut-être mieux se garder, si
tant est qu'en cette matière les avertissements ont
quelque valeur prophylactique.

II. — L'ignorance est donc une des causes des
méfaits de la blennorrhagie. Mais elle n'est ni la
seule, ni même la plus importante. Et ce n'est pas
un paradoxe. J'en appelle à tous mes confrères spécialistes : sur dix blennorrhagiens, je ne crois pas
exagérer en affirmant que sept au moins sont des

hommes dûment avertis, parfaitement au courant de l'existence des maladies vénériennes, des conditions de la contagion, et même, si curieux que cela puisse paraître, des précautions à prendre pour les éviter.

Pourquoi cela ? Que manque-t-il à ces hommes instruits, âgés, et qui pourraient souvent arguer d'une solide expérience chèrement acquise au cours d'une existence génitale agitée ?

La réponse faite, dans la moitié des cas, à notre diagnostic franchement posé, suffit à nous édifier sur ce point :

« Docteur, je ne puis avoir la chaude-pisse, je ne vois qu'une seule femme, toujours la même. Or, cette femme n'est pas malade, elle ne se plaint absolument de rien, et, d'ailleurs, elle s'est fait examiner par un médecin qui n'a rien vu de suspect. De plus, je suis absolument sûr de cette femme, qui a une situation régulière et ne fait pas la vie. J'ai en elle la plus grande confiance. Il est vrai que je me suis un peu échauffé ces jours-ci avec elle. Et puis, j'ai beaucoup bu et je me suis fatigué, ce qui a dû me ramener un écoulement que j'avais eu il y a quelques années. »

Telle est la réponse habituelle, avec quelques variantes. J'ai réuni dans ces quelques lignes la série des arguments triomphalement apportés à l'appui de sa thèse par le malade récalcitrant. Je vais reprendre un par un ces arguments et m'essayer à trouver leurs points faibles. Ce faisant, nous découvrirons peut-être pourquoi l'ignorance n'est pas seule cause de contamination. Heureux si, grâce à cette digression, plus morale que scientifique, j'arrive à répandre cette conviction, que, en matière de relations féminines, l'excès de confiance n'est pas de mise, et qu'un scepticisme indulgent, mais solide, est la base de toute prophylaxie bien ordonnée.

A. Donc la femme est saine, nous dit le malade, et cet état de santé est certifié par un examen médical. Que vaut cet argument, le plus sérieux en apparence et dont la valeur paraît incontestable, même à un esprit prévenu ? Je n'hésite pas à répondre qu'il ne vaut rien, assertion qui nécessite quelques explications :

Une femme contracte une blennorrhagie : surviennent quelques symptômes bien connus : œdème vulvaire, mictions impérieuses et cuisantes, écoulement purulent assez abondant, etc. Tout ceci dure un mois environ, quelquefois plus ; de temps à autre quelques épisodes aiguës : bartholinite, cystite, métro-péritonite, etc. Inutile de dire que pendant toute cette période, la femme est d'une sagesse exemplaire, dictée par la douleur et la gêne fonctionnelle. Puis, les symptômes s'apaisent peu à peu, suivant la médication et l'hygiène suivies ; et quand la femme reprend sa vie normale, il ne persiste que des petits riens, tellement insignifiants, que la malade se déclare complètement guérie, conviction que son médecin est d'ailleurs le premier à partager.

Et en effet, que reste-t-il? Quelquefois rien, absolument rien ; quelquefois aussi, de vraies métrites ou salpingites chroniques, avec poussées aiguës intermittentes, pertes abondantes, douleurs abdominales pénibles obligeant à la chaise-longue et au repos. J'écarte ces deux extrêmes également connus, pour insister seulement sur un point presque ignoré : je veux dire *la persistance indéfinie de la période de contagiosité chez la femme*, alors même qu'elle présente un minimum de symptômes, à peine appréciables et très intermittents. Huit fois sur dix, la femme, sortant de la période aiguë, peut reprendre toutes ses occupations ménagères et génitales. Et que conserve-t-elle de son ancienne affection : quelques pertes, quelquefois quotidiennes, mais peu marquées, de temps à autre des douleurs abdominales ennuyeuses, mais passagères, des règles un peu plus pénibles et plus irrégulières qu'autrefois. Et c'est tout. Moyennant quelques injections et la suppression des sports, tout ceci est à peine gênant.

Et, dans ces conditions, quand l'alerte première n'est plus qu'un vieux souvenir, datant de quelques mois *et même de quelques années*, pourquoi voulez-vous que cette femme prenne encore des précautions quand elle accorde ses faveurs ; et comment serait-il possible que l'amant, l'ami de cœur ou le client

1.

sérieux pût en exiger, en présence d'une femme d'apparence aussi saine, et dont l'agréable conquête a peut-être été hérissée de difficultés ?

Et cependant, quelque paradoxal que cela puisse paraître, des précautions seraient encore souvent utiles, longtemps, très longtemps après la contagion première, alors même que la femme ne conserve plus que d'insigniflants stigmates, imperceptibles pour les non-initiés, difficilement appréciables pour le praticien prévenu.

Je ne veux cependant pas exagérer ma pensée et laisser entendre par là que la femme ancienne blennorrhagienne peut *habituellement* transmettre sa maladie pendant des mois encore. Pas du tout. Je soutiens ceci : que cette femme peut, *en certaines circonstances*, de façon très intermittente par conséquent, redevenir contaminante ; et j'ajoute que cette classe de femmes, guéries en apparence et dont le pouvoir contagieux peut se réveiller de temps à autre, est la plus nombreuse et la plus dangereuse de toutes.

Il est maintenant nécessaire, au point de vue prophylactique, de préciser les *conditions favorisantes de la contamination*.

D'une façon générale, toute circonstance susceptible de créer ou d'accroître la congestion intra-utérine, de favoriser l'exsudation, augmente en même temps la possibilité de la contamination.

Parmi ces circonstances, se place tout d'abord la

période des troubles menstruels. Et c'est une vérité vieille comme le monde, quoique mal interprétée, que les rapports sexuels sont particulièrement dangereux à cette période. Moïse, qui était un fin observateur, avait inscrit cette loi au chapitre XV du Lévitique : La femme qui souffre ce qui, dans l'ordre de la nature, arrive chaque mois, sera séparée de son époux. » Et, la légende transmise au travers des siècles de la nocivité du sang des règles, a peut-être là son point de départ.

Non, le sang des règles n'est pas contagieux. Mais ce balayage général de la muqueuse utérine entraîne forcément avec lui les exsudats purulents, qu'a pu y laisser une vieille inflammation. Et parmi ceux-ci, il en est de néfastes, que recueillera, à son grand dam, le copulateur ignorant des lois du Lévitique. Cette prohibition, pour être complète, doit s'étendre aux deux jours qui suivent les époques, période de vague exsudation jaunâtre, beaucoup plus durable et plus abondante — ceci est à remarquer — chez les anciennes blennorrhagiennes que chez les autres. Je ne compte plus, pour ma part, les cas confirmatifs de ce fait, que j'ai bien souvent affirmé au malade avant qu'il me l'ait dit lui-même.

Bien *d'autres circonstances*, accidentelles celles-là, sont susceptibles de créer cet état passager de congestion et d'exsudation utérines, que je crois être l'explication de la plupart des contages. Et, ces circonstances sont toujours tellement imprévues, tellement inopinées, qu'elles déroutent les prévisions les plus solidement établies. Une femme d'apparence saine la veille peut fort bien contaminer le lendemain, et sans inoculation intermédiaire ; le fait est banal. De deux amis voyant la même femme à quelques heures d'intervalle, l'un s'en tirera indemne alors que l'autre contractera une chaude-pisse. Que de fois avons-nous entendu l'histoire du malheureux jeune homme, qui, après quelques mois d'hermétique collage, se découvre un jour une blennorrhagie. Et cependant, l'examen immédiat ne démontre chez sa maîtresse aucun signe de contagion récente. J'ai en mémoire, l'aventure curieuse d'un mien ami possesseur d'une petite dame autrefois blennorrhagienne, mais devenue aussi sage que possible. Deux ans de bonheur sans nuage consacraient leur union illégitime, mais heureuse. Un jour, excursionnant dans les Alpes, à bicyclette, la solitude et le grand air leur suggérèrent de mauvais désirs qui furent instantanément mis à exécution sur l'herbe fleurie, à l'ombre propice des grands arbres bordant la route. Pas le moindre petit ruisseau, donc, pas de lavages préalables. Six jours après, il coulait avec une abondance significative.

Autre fait : un étudiant en droit occupait de façon régulière, les nuits d'une dame semi-sérieuse, aidé en cela de façon intermittente par un de ses amis. Cet ami contracta une uréthrite avec la dame. Après sa guérison que je constatais, il revint comme de juste à ses premières amours, et reprit une seconde blennorrhagie, tout aussi authentique que la première. Et cependant l'étudiant en droit, ami sérieux et quotidien, était toujours en parfaite santé. Sévèrement questionnée, la dame m'avoua une insensibilité absolue à l'égard de son habituel possesseur, au lieu qu'elle trépidait singulièrement entre les bras du partner intermittent. Je suis persuadé qu'il n'en fallait pas davantage pour produire l'état de congestion propice à la transmission de la maladie.

Que d'anecdotes du même genre pourrait-on conter! Et ce serait peut-être la façon la plus claire de rendre compréhensible notre pensée, étant donnée l'infinie diversité des circonstances qui peuvent favoriser cette contagiosité momentanée : fatigues, sports, manque d'ablution, excès de coïts, excitation génitale, etc.

Cette notion de la longue durée du pouvoir contagieux chez la femme, avec ses aggravations momentanées, est très utile à connaître, non seulement à cause des précautions prophylactiques qu'elle implique, mais encore en raison des explications qu'elle peut fournir à certaines situations en apparence incompréhensibles. Un monsieur, quelque peu expérimenté, qui contracte une blennorrhagie avec sa maîtresse, se dit quelquefois qu'elle a bien pu aller la chercher ailleurs, et tout récemment. Bien souvent ce monsieur a raison. Mais pas toujours. Et le médecin, conciliateur par tempérament, a le droit et le devoir de lui faire comprendre que sa blennorrhagie peut bien être le résultat de métrites déjà très anciennes, dont il aura certainement le bon goût d'ignorer, d'oublier ou de pardonner les origines.

« La femme, c'est comme les chiens, disait l'un de mes vieux maîtres, quand elle a la chaude-pisse, c'est pour la vie! » Il y a quelque exagération dans cette formule dépourvue d'aménité. Sous une forme moins lapidaire et plus scientifique, je dirais :

Quand une femme a contracté une blennorrhagie, elle se traite rarement assez bien, et surtout assez longtemps, pour être définitivement guérie. Presque toujours, il persiste un peu de métrite chronique, laquelle peut, sous des influences congestionnantes, redevenir momentanément contagieuse et même refaire des poussées aiguës.

Et, dans ces conditions, quelle importance peut avoir l'*examen médical?* Aucune, ou presque. Car il est bien entendu que je laisse de côté les cas simples et fréquents, où la femme a contracté auprès d'un tiers, une nouvelle blennorrhagie, facile à diagnostiquer grâce aux signes physiques et à l'examen microscopique. En dehors de ces cas, il est très difficile de se faire une opinion. Qu'une femme atteinte de métrite chronique nie tout symptôme, qu'elle se fasse une abondante injection au préalable, et l'examen devient à peu près nul. Les douleurs sont très peu appréciables à la palpation, la « mèche » puru-

lente peut être absente, le col à peine congestionné...
et cependant la malade a contagionné quelqu'un la
veille. Cela se voit tous les jours. Il faudrait faire
plusieurs examens non précédés de lavages, collec-
ter avec un écouvillon les exsudats utérins et les
examiner au microscope, etc. Toutes ces recherches
ne se font généralement pas. Je reconnais qu'elles
sont complexes et souvent inutiles. Mais au moins
devrait-on, quand on ne les fait pas, ne pas être
aussi affirmatif, laisser planer un doute et engager
le couple consultant à des précautions, tout en ne
cachant pas les difficultés d'un tel diagnostic.

B. Arrivons au *second argument*. « La femme qui
m'honore de ses faveurs, ne fait pas la vie », nous
dit notre malade. Que signifie cette assertion si souvent entendue, et quelle est sa valeur ?

Ecoutons encore notre malade qui, suivant les cas,
nous fournira l'une des explications suivantes :

a. « La femme que je fréquente, nous dit le premier, est une ouvrière qui est dans sa famille. »
Très sérieusement, j'engage les amateurs à se méfier
de l'ouvrière, et surtout de celle qui est dans sa
famille. Je m'explique. Une ouvrière, comme toute
autre, peut être accessible aux faiblesses humaines.
Dans le nombre, même limité, de ses amoureux, l'un
peut laisser un souvenir cuisant. Inutile d'ajouter
qu'il se dispensera habituellement d'avertissements
et de conseils. La malheureuse enfant s'étonne évidemment de ses mictions impérieuses et de ses

pertes abondantes, mais il ne lui viendrait pas à l'idée que cet état réclame des soins. D'ailleurs, la patronne n'admet pas le repos et la famille comprendrait difficilement les injections. Donc, on souffre en silence. La métrite s'ensuit, d'autant plus durable, qu'elle est ignorée. Et pendant ce temps, au hasard des rencontres de sortie d'atelier, on distribue le gonocoque à tout séducteur qu'aura attiré l'allure modeste et simple de la jeune ouvrière. Voyez, à ce sujet, la place prépondérante qu'occupe ladite ouvrière dans la statistique des femmes contaminantes, dressée par le Pr Fournier. Elle est très en avant des prostituées régulières, placée entre les filles de théâtre et les prostituées clandestines ! Voilà qui va jeter dans une stupéfaction profonde les amateurs de petites ouvrières, et c'est tristement vrai.

b. « Docteur, me dit le second, je suis tout à fait tranquille, car ma maîtresse est une femme mariée. » Et devant cet argument irréfutable, sa physionomie s'éclaire d'un sourire vainqueur. Il semble vraiment que la consécration tue le microbe ! Or, que se passe-t-il en réalité ? D'abord, le mari peut fort bien avoir contaminé sa femme, soit au début de leur union, par le fait d'une uréthrite chronique insuffisamment traitée (fait malheureusement trop banal), soit comme conséquence d'une aventure extra-conjugale ; d'autre part, la dame peut être aussi coupable, et ce gonocoque est simplement le legs d'un prédécessour. Dans les trois cas, pas de soins, ou soins insuffisants, les deux époux ne s'avouant jamais la vraie situation, et le médecin, s'il la devine, ne se souciant malheureusement pas de trop l'approfondir. Conséquence : métrite chronique, ventre douloureux, pertes blanches indéfinies, chaise-longue et contamination à l'occasion.

c. « Qu'avais-je à craindre, me dit un troisième, j'ai été dans une maison publique ! » Cette confiance nous honore grandement, nous autres médecins du service sanitaire, mais je ne puis m'empêcher de la trouver exagérée. Si au cours de nos visites hebdomadaires, nous voulions claustrer toutes les femmes blennorrhagiennes, des hôpitaux entiers ne suffiraient pas. Nous envoyons dans les salles spéciales les bartholinites, cystites, vulvites, métrites aiguës, et c'est là tout ce que nous pouvons faire. L'interrogatoire étant nul, les lavages étant toujours possibles quelques instants avant l'examen, nous sommes réduits à tolérer toutes les séquelles blennorrhagiques, impossibles à dépister. En sorte que, à ce point de vue, la femme de maison publique, de même que la prostituée en carte vieillie sous le harnais, n'a d'autre avantage que de savoir se laver un peu mieux qu'une autre.

C. Reste enfin l'*argument définitif*, celui par lequel le malade atteste solennellement qu'il a en la personne incriminée la confiance la plus entière. Que dire et que faire en pareil cas ? Si la grande voix de la vérité nous incite à clamer que toute femme est susceptible de faiblesses, la prudence, mère de l'intérêt bien entendu, nous conseille plutôt l'abstention. Pourquoi, en effet, compliquer la situation? Voici un brave homme plein de confiance en une dame avec laquelle il a des rapports réguliers et déjà anciens. Sans aucun extra, il contracte une chaude-pisse. Un peu de raisonnement devrait suffire à lui faire admettre qu'il récolte un fruit semé par un autre. Notre brave homme préfère croire à échauffement, fruit d'une virilité excessive ou d'indifférentes pertes blanches. Et il expose avec beaucoup d'ardeur sa conviction. Que faire?

Tout d'abord, obtenir du malade qu'il se traite; et ce n'est pas toujours commode; au besoin, ne pas le heurter de front, entrer dans ses vues, flatter sa manie, reconnaître qu'un simple échauffement est probable, mais qu'il exigera peut-être un traitement un peu long, etc. Quand ce premier point est acquis, le rôle du médecin est terminé. Libre à vous, ensuite, si vous avez du goût pour l'apostolat, de poursuivre votre œuvre et de faire pénétrer un peu de scepticisme dans l'esprit de votre malade. Mais c'est là un petit jeu quelquefois dangereux. Voyez donc ce qui arrive si, après avoir dépensé votre éloquence à démontrer à votre client l'authenticité de sa chaude-pisse, celui-ci vous révèle qu'il n'a eu des rapports qu'avec sa femme légitime! Situation désagréable pour le médecin, et d'un repêchage bien ardu!

D'autant que toute cette éloquence est en pure perte. Le monsieur convaincu de l'inaliénable fidélité de sa compagne est presque toujours atteint d'affection amoureuse. Sauf quelques exceptions estimables et rares, on décore généralement du nom d'amour un sentiment assez complexe où la sensualité, la vanité et l'instinct du propriétaire entrent à doses à peu près égales. Et ce sentiment aveugle suffisamment le porteur pour que toute autre conviction ne pénètre pas. Supposer que la femme qu'il aime puisse ne pas éprouver pareil sentiment, ou pareille sensation, à plus forte raison les chercher ailleurs, constitue pour lui une hypothèse inadmissible et même offensante. Je crois donc préférable de ne pas insister. Guérir son malade aussi complètement que possible, obtenir qu'il ne reprenne pas les rapports avant la guérison complète, c'est déjà beaucoup.. Dans certains cas très favorables, l'on peut faire mieux. Tâcher, par exemple, sous un prétexte quelconque, d'examiner l'objet aimé, auquel de bons conseils hygiéniques et quelques injections seront très utiles, ne fût-ce que pour empêcher de nouvelles contaminations dès la reprise des rapports sexuels. C'est là de la bonne prophylaxie.

Je me suis efforcé, dans les lignes précédentes, d'engager à la prudence le jeune éphèbe en mal d'amour. Je ne voudrais cependant pas que ces simples avertissements soient un encouragement à la masturbation ou à la mizogynie, plus neurasthénisante encore que la goutte militaire. Certainement non. J'ai simplement voulu faire comprendre que la prudence, je dirais presque la méfiance, est la préface de toute prophylaxie. Sans elle, les conseils pratiques, que je vais maintenant donner, restent lettre morte, car il est nécessaire, pour se servir d'une arme, d'être convaincu de son utilité. Non seulement il faut savoir s'en servir, mais encore faut-il le vouloir. Et si, dans le cours de cette démonstration, j'ai eu quelque tendance à exagérer, que les féministes me pardonnent en faveur de l'excellence de mes intentions.

§ 2. — Conseils de prophylaxie pratique

Songeons maintenant aux choses pratiques. L'esprit pénétré de cette idée que votre compagne de lit peut être nocive, qu'allez-vous faire?

Tout d'abord, j'ai dit que certaines conditions et certaines périodes étaient particulièrement favorables à la contamination. Non qu'elles puissent créer le gonocoque là où il n'existe pas, mais parce qu'elles sont propices à sa présence abondante dans le vagin ou le col utérin.

En premier lieu, les époques et le voisinage des époques, je l'ai déjà dit. Actuellement, lorsqu'un malade me déclare avoir contracté un écoulement avec une maîtresse habituelle, avant toute autre révélation, je lui annonce qu'il a eu des rapports avec elle pendant, ou de suite, après les époques. Je touche juste trois fois sur quatre. Rappelez-vous le précepte de Moïse et laissez votre maîtresse en paix pendant cette période.

Le rapport peut également être dangereux toutes les fois qu'une femme n'a pas pu pendant de longues heures procéder à des ablutions. L'histoire très typique de mon bicycliste se renouvelle tous les jours. Bien plus redoutable encore est le coït consécutif à des libations abondantes, à des soupers fins et prolongés. Relisez la célèbre recette de Ricord pour attraper la chaude-pisse. Elle est d'ailleurs radicalement fausse, en ce sens que tout cela (vins, champagne, épices, danses, etc.) ne donnera pas un gonocoque à qui n'en a pas. Mais elle résume très bien les conditions favorisantes de l'éclosion blennorrhagique. Il vaudra donc mieux réduire au minimum ces préambules congestionnants, ou les faire suivre d'un sommeil réparateur.

Le coït étant décidé, certaines *précautions* sont recommandables, *avant, pendant et après*.

Avant, il faut exiger (et d'autant plus si votre conquête est nouvelle ou passagère) un lavage préalable, abondant, complet et prolongé. On me questionne souvent sur l'utilité de tel ou tel antiseptique merveilleux, prôné par des affiches multicolores. Tout ceci est du battage. L'eau suffit, aromatisée ou non, mais surtout abondante, bien répandue dans tous les replis vaginaux à l'aide de la canule, ou mieux de l'index et du médius. Je n'exagère rien en disant que cette seule précaution empêcherait la moitié des chaudes-pisses quotidiennes.

Faut-il se servir du condom, *vulgo* capote anglaise? Oui, sans hésiter, toutes les fois que ce sera possible. Cette pauvre baudruche a la guigne depuis sa naissance. Son inventeur, le docteur anglais Condom, faillit être lapidé par ses compatriotes. On la dit fragile et cassante à tout coup. Elle est mal vue, considérée comme un affront, même par les prostituées les plus infectées, qui vont jusqu'à l'accuser de leur donner des pertes blanches ! Ricord en a dit tout le mal possible. Enfin une femme d'esprit l'a stigmatisée en une seule phrase qui a fait fortune : « toile d'araignée contre le danger, cuirasse contre l'amour». Il y a là une évidente exagération. Notre tempérament resté chevaleresque répugne à ce procédé, d'un goût douteux, mais excellent. J'ai fait autrefois une tentative de réhabilitation de ce préservatif, me basant sur les progrès accomplis, depuis Ricord, par la vulcanisation du caoutchouc, qui donne à ce petit appareil une solidité bien suffisante, si j'en crois les expériences rapportées dans une thèse lyonnaise. Par l'insufflation, l'auteur obtint, sans ruptures, des élongations de 50 centimètres, résistant à des heurts répétés de divers instruments piquants ou contondants. Voilà, me semble-t-il, de quoi satisfaire les dames les plus exigeantes et les amateurs les plus difficiles.

A défaut de la baudruche, graissez les organes en présence. La vaseline ou toute autre pommade constitue un bon protecteur, efficace contre la blennorrhagie, excellent contre la syphilis. Au dire des raffinés, la sensibilité des contacts en souffre ; question que nous n'avons pas à envisager, nous refusant, en moraliste, à considérer le coït comme une distraction.

D'ailleurs il est bien certain que la sensualité ne trouve pas son compte à toutes ces réticences. Et l'hygiène est ici en contradiction, une fois de plus, avec le plaisir. Il est de toute évidence que les coïts prolongés et multipliés sont plus nocifs que la passe rapide et égoïste. A quelques heures de distance, X... contractera une blennorrhagie là ou Y... a passé indemne. Pourquoi ? Parce que X... a mis dans ses manifestations une chaleur communicative, intensivement ressentie par la dame qui a abondamment participé. *Non morari in coïtu, non bis in idem,* tous préceptes bien vieux, mais bons à retenir à l'occasion.

Et après ? D'abord il est essentiel de ne pas prolonger les dernières étreintes, de résister au sommeil qui s'empare peut-être de vous, d'uriner aussi vigoureusement que possible et de procéder à un lavage complet, eau et savon. Ici encore les pseudo-antiseptiques sont juste suffisants pour irriter la muqueuse et déterminer une poussée d'herpès. Le savon suffit, suivi au besoin d'une lotion à l'eau de

Cologne diluée. Que penser des liquides que s'injectent consciencieusement quelques jeunes gens après les rapports ? Ni bien, ni mal. Pourvu que le liquide ne soit pas trop irritant, ce n'est pas, après tout, une mauvaise pratique, les lavages peuvent agir de façon mécanique, en nettoyant le pus absorbé. Il est vrai qu'ils peuvent faire l'inverse. A ce compte, un jet récurrent serait très supérieur.

Tout ceci est bien compliqué. Moins encore que le procédé, très en vogue en Allemagne, qui consiste à injecter après le coït le contenu d'une ampoule de 2 à 3 centimètres cubes de protargol à 4 p. 100, et à la garder quelques instants. Une inflammation s'ensuit, pouvant durer quatre ou cinq jours, assez douloureuse et qui entraînerait les germes nocifs. Que pensent de ce procédé ceux dont les aptitudes génésiques demandent des rapports mono ou bi-quotidiens ?

Il ne faut rien exagérer. Toute entreprise humaine comporte des aléas, celle-là comme les autres, et la certitude absolue n'existe que sur les prospectus des marchands de spécifiques. S'en tenir à la chasteté est un moyen facile à conseiller, mais peu goûté en général. La sagesse consiste à réduire au minimum les risques courus ; et ce sera la seule prétention de ces modestes conseils de prudence et d'hygiène.

§ 3. — NÉCESSITÉ DU DIAGNOSTIC PRÉCOCE. CONDUITE A TENIR EN CAS DE DOUTE

Est-ce à dire que ceux qui suivront les conseils précédents seront toujours indemnes ? Je n'ose l'affirmer. Et malgré toutes les précautions, il arrive quelquefois de malencontreux écoulements. C'est pourquoi je crois devoir terminer ce chapitre par quelques conseils à l'usage des malchanceux, conseils d'une importance primordiale et qui augmenteraient singulièrement, s'ils étaient suivis, le pourcentage des guérisons.

Candidats blennorrhagiens, dirais-je, venez dès les premiers symptômes confier vos soupçons au médecin ; n'attendez pas qu'un écoulement abondant ou des douleurs caractéristiques viennent certifier le diagnostic. Venez de suite. En cas d'erreur de votre part, vous éviterez des heures de doute angoissant et peut-être un traitement inutile. En cas de certitude, la médication classique pourra toujours vous guérir en cinq ou six semaines, si même un traitement abortif ne vous débarrasse en quinze jours.

Voilà qui est particulièrement alléchant. Et nous sommes vraiment en droit de nous demander, nous autres médecins, pourquoi les néo-blennorrhagiens sont si rares en nos cabinets. Il est avéré que nous voyons très peu de blennorrhagies aiguës. Malades et médecins ont leur part de responsabilité dans cet état de choses, dont il est intéressant de rechercher les raisons.

Très souvent, le blennorrhagien ne vient pas parce qu'*il ne sait pas* en quoi consistent les premiers symptômes. Il a entendu parler de douleurs violentes de lames de rasoir, etc. ; et tant que ces symptômes ne sont pas solidement installés, il ne songe pas à la possibilité de l'affection.

Je reconnais d'ailleurs la difficulté d'un tel diagnostic précoce, et c'est pourquoi je me permettrais quelques conseils précis. En cas de coït douteux, ouvrez l'œil pendant les huit jours qui suivent. Si, un matin, votre attention est attirée par quelques picotements du méat, un peu rouge et agglutiné par une humidité anormale, urinez de suite, puis restez le plus longtemps possible sans recommencer, cinq ou six heures environ. Avant cette seconde miction, cherchez la goutte par des tractions le long du canal suivant la méthode classique. En cas de chaude-pisse, cette goutte viendra sûrement, sinon le matin, du moins l'après-midi, suffisamment abondante et colorée pour qu'il y ait de fortes présomptions. Courez alors chez le médecin, dont le microscope assurera le diagnostic, et qui vous traitera en conséquence.

Mais il y a encore une autre explication de la rareté des blennorrhagies nouvelles dans nos cabinets. Il y a cette irrésistible impulsion qui pousse cette classe de maladies à se précipiter chez le premier pharmacien, à adopter la première réclame ou le premier remède recommandés par un journal ou un ami complaisant. Cette tendance très généralisée procède de cette idée ancrée dans l'esprit du jeune homme que la blennorrhagie est un tout petit incident sans importance, que l'on veut bien condescendre à la traiter quelque peu, mais à condition que cela soit simple, vite fait, pas gênant et gratuit. Et le même malade, qui, porteur quelques mois plus tard d'une bonne goutte militaire, en deviendra neurasthénique, sera souvent celui-là même qui l'aura traitée au début avec la plus systématique négligence.

Il est certainement dangereux de ne pas traiter sa blennorrhagie, il est encore plus dangereux de la traiter de travers; car ces traitements insuffisants ou mal réglés sont presque toujours la cause des écoulements chroniques, sources de toutes les complications masculines et féminines. Cette notion fausse de la bénignité de l'affection est malheureusement entretenue par les conversations ambiantes. Il est habituel, quand on ressasse les vieux souvenirs, dans la chaleur bien connue des fins de dîners, d'entendre rappeler avec un sourire indulgent les multiples écoulements d'autrefois, tels les trophées d'une époque héroïque, aujourd'hui disparue, mais un peu regrettée. Discours préjudiciables, quand ils sont tenus devant des jeunes, et dont les auteurs auront tout le temps de se repentir, quand des vessies irritables, des prostates suppurantes, des urèthres rétrécis ou les métrites de·leurs épouses auront rappelé, de façon moins agréable, les heureux jours coulés autrefois.

Pour la même raison, il est nécessaire que les jeunes malades sachent se soustraire aux offres amicales ou intéressées de ceux qui les entourent. Avec les meilleures intentions du monde, l'ami le plus sûr, et même le plus éprouvé, peut donner de très mauvais conseils. Prenons un exemple : M. X. vient me consulter pour une blennorrhagie de 5 à 6 semaines, réduite aux symptômes terminaux ; je le sèche en quelques jours avec une injection antiseptique ou astringente. — Survient Z..., qui est en plein écoulement douloureux. L'ami X. se fait un vrai plaisir de lui passer mon injection qui l'a si bien guéri. Autant mettre du pétrole sur du feu. Protestations enflammées de Z... qui bondit chez moi en brandissant l'ordonnance nocive.—Et je suis réduit à plaider non coupable, en expliquant non sans peine que les doses et les drogues sont variables avec le moment, le sujet, la localisation, etc., toutes appréciations dont le meilleur ami est incapable. A plus forte raison, le réclamiste de quatrième page et le consultant par correspondance doivent-ils être écartés d'emblée. — L'expérience quotidienne nous prouve cependant qu'il n'en est rien et que, parmi les spéculations à procédés simples et sûrs, celle qui fait fond sur la bêtise humaine est encore la meilleure.

Commencer un traitement, même rationnel, sans

examen préalable, a encore un autre inconvénient : celui de laisser fort longtemps dans le doute le médecin et le malade. Supposons, par exemple, qu'un malade, dès les premiers symptômes suspects, se soit fait des séries d'injections. Huit jours après, il vient me voir. Le canal est à peu près sec, naturellement, et je ne puis rien trouver, sinon l'exsudation grisâtre que peuvent engendrer les injections. Qu'était la goutte du début? Je ne peux le savoir. Qu'adviendra-t-il si je ne fais cesser les injections? Peut-être un retour d'écoulement aigu, peut-être rien du tout si le malade s'est alarmé à tort, chose possible. — Dans le doute, je fais continuer pendant quelques jours, en diminuant peu à peu les injections, sous la réserve d'une surveillance attentive, atermoiements qu'un examen au début aurait évité.

Tels sont les *devoirs des malades*, devoirs auxquels ils échappent souvent, et dont la goutte militaire est la rançon. — Mais il est juste aussi de rappeler *leurs droits*, qui correspondent à des obligations de notre part, à nous médecins.

Parmi ces obligations, la plus pressante comme la plus délicate, consiste à savoir si la goutte encore indécise que présente le consultant, est de la bonne blennorrhagie ou toute autre chose. Le premier soin, tout à fait indispensable, consiste à étaler l'exsudat sur une lame de verre et à rechercher le gonocoque suivant les procédés classiques. Je veux dire qu'il est tout à fait insuffisant de faire une colora-

tion quelconque au bleu de méthylène, que plusieurs examens sont quelquefois nécessaires, ainsi
qu'une décoloration par la méthode de Gram. Il ne
faut pas se contenter, surtout en présence de vieux
écoulements, de quelques vagues coci, ou diplocoques, nageant dans un lac de fibrine, même semé
de globules de pus. Le nombre d'erreurs constatées
en pareil cas m'autorise à rappeler les seize espèces
microbiennes retrouvées par Legrain dans l'urèthre
normal (thèse de Nancy, 1888), et parmi lesquelles
un certain nombre de diplocoques non pathogènes.
Si l'observat'on clinique vous laisse un doute, si
l'examen microscopique confirme ce doute, il est
préférable d'attendre, plutôt que d'infliger au malade
un traitement inutile et d'augmenter votre statistique
d'une facile guérison.

Et combien la question est-elle plus complexe, si
l'on fait intervenir la possibilité des uréthrites arthritiques, goutteuses, herpétiques, etc. ? De celles-ci, je
ne parle que par ouï-dire, n'en ayant jamais constatées par moi-même. J'ai, par contre, eu entre les mains
un assez grand nombre d'écoulements ainsi qualifiés
à cause de leur allure spontanée. Un examen plus complet, et leur observation consécutive, m'a persuadé
qu'il s'agissait presque toujours de réchauffements
uréthraux, de réinfections passagères, survenues
sous des influences congestives chez des anciens
blennorrhagiens, porteurs de prostates encore infectées (Carle, congrès de Berlin 1904). Ces écoulements

peuvent être assez abondants pour simuler pendant un jour ou deux de vraies blennorrhagies, diagnostic que j'ai conscience d'avoir formellement porté quelquefois en pareil cas. La guérison en 6 à 8 jours, sous la seule influence du repos, certifiait l'erreur du diagnostic, que les examens microscopiques pouvaient préalablement faire soupçonner. C'est là une confusion facile, fréquente beaucoup plus qu'on ne le croit, et qui explique, à mon avis, quantité de guérisons merveilleuses et surtout inattendues.

Le diagnostic étant assuré, un examen complet s'impose, qui servira de guide au traitement. Et à ce propos, que l'on me permette, en terminant ce chapitre, un conseil tout amical : dans leur propre intérêt, dans notre intérêt à tous, j'insiste auprès de mes confrères de demain, pour que leurs prescriptions ne reflètent point une trop regrettable indifférence à l'égard de cette thérapeutique de la blennorrhagie, assez compliquée en apparence, mais facile à connaître dans ses grandes lignes. Ayant souvent en main des ordonnances émanant d'excellents confrères, rompus à la pratique, et pour lesquels évidemment la blennorrhagie présente un intérêt médiocre, j'ai le regret de constater que huit sur dix sont calquées sur le même schéma. Quel que soit le moment de la maladie, son intensité, sa localisation, le malade reçoit toujours un balsamique et une injection, presque toujours les mêmes ; et lorsque des douzaines de malades se sont aperçus de l'uniformité de ce traitement, ils arrivent forcément à l'appliquer eux-mêmes et se dispensent de l'intermédiaire médical. Constatation déjà faite par le Pr Finger (*La blennorrhagie*, 1894, p. 102), dont je ne saurais mieux faire, pour terminer, que de répéter les sages conseils : « Un grand nombre de complications sont imputables à la médication, dit-il, et il en sera de même aussi longtemps que la routine continuera à dominer le traitement ; aussi longtemps que le médecin assimilera à la blennorrhagie toute goutte de pus qui se fait jour au méat. Aussi longtemps que la vue de cette goutte lui fera prescrire, d'une façon réflexe en quelque sorte, les injections si prônées, la guérison restera le fait du hasard, elle se fera en dépit du médecin, et non par lui.

Un traitement précis et rationnel basé sur les indications formelles d'un diagnostic certain, approprié à la localisation du mal et à l'intensité des symptômes, peut seul conduire sûrement au but. »

DEUXIÈME PARTIE

TRAITEMENT DE LA BLENNORRHAGIE URÉTHRALE

Suivant l'ordre chronologique des accidents, nous diviserons ce travail en trois parties :

1° Traitement abortif de la blennorrhagie, c'est-à-dire l'ensemble des méthodes employées pour tenter la guérison en quelques jours, dès le début de la blennorrhagie ;

2° Traitement de la blennorrhagie aiguë ;

3° Traitement de la blennorrhagie chronique.

CHAPITRE PREMIER

DU TRAITEMENT ABORTIF DE LA BLENNORRHAGIE

Lorsqu'un blennorrhagien se présente au médecin dès le début de son affection, au cours des deux premiers jours, les phénomènes inflammatoires sont encore assez atténués pour permettre d'empêcher leur extension. Dans de telles conditions, le praticien

peut, et même il doit, tenter le traitement dit abortif, c'est-à-dire celui qui se propose d'enrayer rapidement le processus inflammatoire, en agissant
directement sur la muqueuse malade à l'aide d'appli-
cations antiseptiques ou cautérisantes. On peut ainsi
arriver, à cette période initiale, à arrêter de suite
l'affection dans sa marche, à empêcher l'écoulement
habituel et à obtenir en une quinzaine de jours la
guérison définitive.

1° Des indications du traitement abortif. — Il n'y
a à cette manière de faire que des avantages, et nous
regrettons sincèrement que son application, en
France du moins, soit l'exception et non la règle.
On a beaucoup exagéré ses dangers, ses difficultés,
ses inconvénients. Ils existent, comme dans toute
thérapeutique un peu active, mais sont réduits au
minimum si le praticien connaît les indications de la
méthode, et s'il sait l'appliquer à bon escient. En
réalité, il faut tenter l'abortion dans les cas seuls où
elle est possible, et pour cela, trois conditions sont
absolument nécessaires :

1° *Il faut que la maladie soit tout à fait au début.*
— Les douleurs se réduisent encore au picotement, à la
cuisson légère du méat lors du passage de l'urine. La
goutte extraite trois ou quatre heures après la miction, est encore unique, grisâtre, agglutinant les
lèvres du méat un peu rougi. Plus tard, on peut
encore tenter l'abortion, mais les chances de suc-

cès diminuent, et celles des insuccès augmentent.

2° *Il faut que le malade soit dans la possibilité matérielle d'exécuter son traitement.* —Comme on le verra, et quelle que soit la méthode adoptée, celui-ci est encombrant, exigeant plusieurs séances par jour, des visites fréquentes, une liberté assez grande et l'habitude de l'emploi des instruments, seringues ou siphons-laveurs. Ceux qui sont surveillés ou pris toute la journée par leurs occupations (lycéens, employés de bureau, ouvriers, etc.), ceux qui ne pourront l'appliquer dans toute sa rigueur, échoueront à peu près certainement. Il y a là une question de tact difficile à préciser, mais particulière à chaque cas. Un récidiviste rompu au maniement de la seringue réussira plus sûrement qu'un néophyte, un sédentaire mieux qu'un voyageur, un calme mieux qu'un excité. Il vaut même mieux, si invraisemblable que cela paraisse, laisser couler certains malades ; par exemple, ceux qui doutent de la réalité de leur chaude-pisse, ou bien les gros génitaux. Parce qu'il est à peu près certain qu'ils profiteront du calme apparent obtenu d'emblée par la médication abortive pour se déclarer guéris et reprendre précocement leurs ébats, pour leur plus grand dommage ultérieur. Donc, bien choisir ses sujets est une condition essentielle de réussite.

3° Enfin, *il faut*, par-dessus tout, que *le médecin connaisse dans tous ses détails la technique qu'il veut appliquer.* En général, on ne connaît pas ces méthodes abortives, ou plutôt on les connaît à moitié, très mal. Et je crois que c'est là la vraie raison de leur discrédit dans notre pays. Une injection matin et soir, ou même un grand lavage, comme je les vois couramment ordonnés au début des blennorrhagies, ne constituent pas un traitement abortif. Celui-ci est plus complexe, exigeant une technique précise et une surveillance quotidienne, de façon à parer à temps aux incidents possibles, conséquences d'une mauvaise administration.

Il est inutile de connaître plusieurs méthodes. Je vais exposer les plus simples et les plus rationnelles. Parmi celles-ci, le praticien peut faire un choix et s'y tenir. L'essentiel est d'en posséder une, à fond, dans tous ses détails, chose facile après quelquess inévitables tâtonnements. Moyennant quoi, nous obtiendrons tous de très bons résultats, qui contribueront à détruire les préventions injustement accumulées contre cette excellente méthode thérapeutique.

2° Du choix d'une méthode. — Il est entendu que je n'ai aucunement la prétention de faire l'énumération complète des médications abortives. Celles-ci sont innombrables, et leur liste, très suffisamment faite dans l'ouvrage de Guiart (*Traitement abortif et prophylaxie de la blennorrhagie chez l'homme*, 1899), nous prendrait trop de temps. D'ailleurs, nombre d'entre elles ne présentent pas les références suffisantes pour retenir l'attention, soit qu'elles datent de la période prœgonococcienne, soit que les premiers essais n'aient pas été suffisamment vérifiés. Tels sont quantités de traitements basés sur l'emploi des balsamiques à dose plus ou moins forte ou des procédés tels que l'écouvillonnage, l'uréthro-mèche ou les injections coagulantes. Je n'insisterai pas sur la plupart d'entre eux, mort-nés ou insuffisamment expérimentés.

Il en est d'autres, enfin, qui, classés par leurs auteurs parmi les traitements abortifs, ne méritent en aucune façon cette appellation, par la durée qu'exige leur réussite. Abortion ne signifie pas cessation de l'écoulement, mais guérison définitive, prouvée à la fois par l'examen microscopique et les épreuves cliniques (bière, irritation de la muqueuse...), tout traitement étant cessé. — J'estime que, pour mériter le nom d'abortif, un traitement doit donner ces résultats en quinze jours environ, à deux ou trois jours près. Tout autre procédé qui, tout en coupant rapidement l'écoulement, exige cependant plusieurs semaines d'injections pour amener l'assèchement complet, sera étudié dans les chapitres suivants, et non point dans les traitements abortifs.

§ 1. — DES MÉTHODES ABORTIVES ET DE LEUR TECHNIQUE

Ayant ainsi allégé notre sujet, nous pouvons présenter à l'attention et aux essais des praticiens quelques manières également recommandables de tenter l'abortion de la blennorrhagie ; nous diviserons cet exposé en deux parties, suivant que les auteurs ont utilisé les injections uréthrales ou les grands lavages uréthro-vésicaux.

1° Du traitement abortif par les injections uréthrales. — En parcourant la bibliographie de la question, on voit qu'il y a deux façons assez différentes de comprendre ce traitement :

A. Les uns conseillent une ou deux injections très fortes, susceptibles de déterminer une violente réaction, dont les effets se font sentir pendant quatre ou cinq jours et se terminent par la guérison... ou la rechute.

B. Les autres, partisans de doses plus modérées, prolongent pendant dix à douze jours l'action du médicament sur la muqueuse, variant la dose suivant la réaction produite, qui ne doit jamais être excessive, ni intolérable.

Nous étudierons ces deux façons de faire. J'exposerai d'une façon aussi précise que possible leurs techniques propres, me réservant ensuite de donner quelques appréciations personnelles, en un résumé synthétique.

A. INJECTION UNIQUE A DOSE FORTE. — Accordons un souvenir aux procédés, déjà bien anciens, de Carmichaël, Debeney et Ricord, pour résumer celui de *Diday*, véritable type du genre :

Si l'inflammation est tout à fait au début, se contenter d'injecter 8 grammes de la solution :

Nitrate d'argent . . . . 0,20 centigrammes
Eau distillée. . . . . 18 grammes.

Injecter soi-même, sans laisser ce soin au malade. Retenir le liquide, non en pinçant le bout du gland, mais en plaçant un doigt devant l'orifice. Garder ainsi l'injection cinq minutes. — Résultat : secrétion purulente épaisse avec douleur à la miction, qui cesse peu à peu en deux ou trois jours. — Guérison complète cinq jours après.

Si l'inflammation est plus avancée, faire deux injections au lieu d'une, de cinq minutes chaque, ou même plus. Faire voyager le liquide d'arrière en avant dans le canal. Coiffer le méat d'un dé à coudre rempli du même liquide et le tenir ainsi trois minutes. Même résultat et mêmes suites.

a. Procédé recommandé par *Tarnowsky* (renouvelé à peu de choses près de celui de Ricord). — Injecter pendant une à deux minutes une seringue de la solution de nitrate d'argent à 1 p. 30. Faire suivre d'une injection de chlorure de sodium à 1 p. 100. Repos au lit. Compresses froides autour de la verge. Purgation au besoin. Attendre le troisième jour. En cas de doute, on peut refaire une autre injection semblable.

b. Procédé d'*Engelbreth* (*Monatshefte f. prakt. Dermat.,* t. XXXIV, 1904, p. 78). — Un premier lavage de l'urèthre avec 600 grammes d'une solution de nitrate d'arg. à 0,50 p. 100, avec une pression de 125 centim., à une température de 37°. Puis, lavage avec une solution à 3 p. 100 des parties non cautérisées du méat et de la fosse naviculaire. Au bout de quatre heures, deuxième lavage avec une solution à 1,50 p. 100. Peu à peu, douleurs, dysurie, puis secrétion séreuse teintée de sang. Sur 30 cas, 26 guérisons en deux jours.

B. INJECTIONS PROLONGÉES A DOSE MODÉRÉE. — A plus longue échéance, mais avec des doses moins féroces, on a essayé d'obtenir l'abortion de la blennorrhagie, soit à l'aide de sels d'argent, soit avec le permanganate de potasse.

1° *Emploi des sels d'argent.* — La plupart des médecins allemands ordonnent, sans prétentions abortives, des injections argentiques, dès le début de la maladie, méthode qui sera exposée plus loin.

Parmi ceux qui ont systématiquement recherché la rapidité de la guérison, citons :

a. *Blaschko* a obtenu des résultats très rapides avec la solution de protargol, de 2 à 4 p. 100, ou d'albargine (1 à 2 p. 100). Les injections doivent être faites deux fois par jour et gardées de trois à cinq minutes. Elles seront continuées pendant trois jours au moins, avant de les espacer ou de les cesser.

b. *Ahlström* emploie pendant quatre à cinq jours, deux fois par jour, des injections de 5 à 10 grammes de protargol, de 2 à 4 p. 100, l'une au moins de ces injections devant être faite par le médecin. On les garderait de trois à cinq minutes. Dans les quatre jours qui suivent, faire une ou deux injections par jour (suivant la réaction produite) avec une solution de protargol de 1 à 2 p. 100, et la garder de dix à quinze minutes.

c. *Jadassohn* a eu des résultats analogues avec l'argonine (5 guérisons en huit jours sur 21 cas). Injections trois ou quatre fois par jour, à l'aide d'une seringue de 10 cent. cubes, d'une solution variant de 0,50 à 3 p. 100 ; chaque injection étant conservée de cinq à dix minutes. Pas de réaction autre qu'une sensation d'hyperesthésie supportable.

Jadassohn a également essayé l'argentamine, l'ichtyargan ; souvent aussi, il est revenu au nitrate d'argent.

En réalité, le sel employé n'a pas une grande importance. L'essentiel est de savoir proportionner la dose de ce sel, quel qu'il soit, à l'effet que l'on veut obtenir, en tenant compte de la réaction produite. Il faut employer des doses suffisamment fortes, les multiplier ou les prolonger suffisamment pour que l'action cautérisante et substitutive se fasse sentir, sans pour cela dénuder la muqueuse ou créer une interminable dysurie.

Il y a là une question de doigté et d'habitude que

possèdent admirablement nos confrères d'Allemagne. Cependant, il faut reconnaître que le traitement abortif *proprement dit*, c'est-à-dire limité à quelques jours, est plutôt peu en honneur dans l'école de Neisser. Défenseurs systématiques du traitement immédiat par les injections, Neisser et ses élèves sont aussi partisans de leur continuation, à dose moyenne, pendant une période raisonnable, quatre ou cinq semaines habituellement, quel que soit le moment où celles-ci ont été commencées. C'est de la sagesse, mais ce n'est pas du traitement abortif, et nous renvoyons au chapitre suivant l'étude détaillée de ce mode de traitement.

2° *Emploi du permanganate de potasse.* — On peut obtenir, à l'aide d'une technique facilement applicable, des résultats rapides et définitifs avec de simples injections de permanganate de potasse. J'expose ce procédé avec quelque détail, car de tous les sels anti-blennorrhagiques, le permanganate de potasse est celui avec lequel nos praticiens sont le plus familiarisés et dont ils craindront le moins les surprises, dans leurs premiers essais. Je résume aussi brièvement que possible l'article que j'ai récemment consacré à cette question. (*La Clinique*, 9 août 1907.)

Dès la première visite du malade, le médecin fait lui-même des injections avec une solution de permanganate de potasse faible (0,10 à 0,25 centigrammes pour un litre). Pousser lentement ces injections, mais de façon à bien remplir le canal antérieur, à le distendre même un peu, par conséquent employer une seringue un peu volumineuse (15 centimètres cubes *environ* de contenance). Faire trois injections au moins, que l'on rejettera chaque fois. Retenir les premières quelques secondes seulement, la troisième une à trois minutes suivant la sensibilité douloureuse du canal, qu'il ne faut pas trop éveiller.

Quatre heures après, le malade revient avec une seringue ordinaire : de 8 à 10 centimètres cubes. Devant vous, vous lui faites exécuter les trois mêmes injections, aux mêmes doses, conservées plus ou moins longtemps. Ce travail d'éducation, utile quand on a affaire à un habitué, est de toute nécessité quand le chaude-pisseux est un néophyte. Le malade doit être un collaborateur actif, et, de la façon dont il applique le traitement, dépend bien souvent le succès.

Pendant les trois jours qui suivront, le malade devra répéter toutes les quatre heures environ cette même manœuvre, soit 7 heures du matin, 11 heures ou midi, 4 heures et 8 heures de l'après-midi, et encore une fois avant de s'endormir, avant minuit. Une des injections sera, autant que possible, faite par le médecin avec la grande seringue, comme la première. Pendant ce temps, varier la dose (0,10 à 0,25 pour 1000) et modifier les intervalles, qui seront diminués si le malade supporte bien le traitement, augmentés au contraire si l'urèthre est douloureusement congestionné.

Jusqu'au sixième jour, quatre séries d'injections suffisent, puis trois jusqu'au neuvième — puis deux, puis une. — J'ai l'habitude de faire cesser tout traitement entre le douzième et le quinzième jour, mais en recommandant toujours cette décroissance graduée du nombre des injections; ce qui me permettra, en cas d'échec, d'apercevoir à temps la reprise de l'écoulement et d'y parer par la continuation des injections, sans espoir d'abortion, il est vrai, mais n'ayant pas perdu tout le bénéfice acquis jusque-là.

Résultats : Disparition rapide, en deux jours, des phénomènes aigus, sans période prémonitoire réactionnelle. Écoulement réduit au sixième jour à une goutte matinale. Disparition de cette goutte vers le dixième jour. Guérison constatée au quinzième par les diverses épreuves et la recherche vaine du gonocoque. En août 1907, sur 27 malades pris au début, j'avais obtenu 14 fois ce résultat. Sur ces 27, huit avaient disparu en cours de traitement, se croyant guéris parce que l'écoulement avait cessé, — fait trop fréquent dans tous les traitements abortifs. Il faut prévenir le malade, dès le début de la médication, qu'il ne doit pas se fier à ces apparences trompeuses, sous peine de rechutes certaines.

J'ai depuis cette époque multiplié les essais; et les résultats obtenus, en majorité positifs, m'autorisent à recommander cette méthode. Elle présente sur les précédentes l'avantage d'être plus inoffensive et d'un maniement moins délicat. Le principe des lavages de l'urèthre antérieur par des solutions faibles de permanganate de potasse n'est d'ailleurs pas nouveau, puisqu'il est exposé tout au long en 1871 par Thomas Windsor. Plus récemment le Pr A. Reverdin (*Revue Médicale de la Suisse Romande*, 1892) obtenait de nombreuses guérisons en dix ou quinze jours par des lavages répétés de l'urèthre antérieur à l'aide d'une petite sonde introduite jusqu'au sphincter. Il employait pour cela la solution chaude de permanganate de potasse à 1 p. 5 000. A quelques détails de technique près, le principe était déjà le même.

2° Du traitement abortif par les grands lavages uréthro-vésicaux. — Ne voulant pas faire d'historique, je laisse de côté la question de savoir quels furent les auteurs des premiers essais. Quoi qu'il en soit, sous l'influence des nombreux travaux de Janet, il est devenu classique aujourd'hui de rechercher la guérison rapide de la blennorrhagie par les grands lavages, intéressant à la fois les deux urèthres et la vessie. Mais ici encore, et bien plus que pour les injections, il est nécessaire pour le praticien de posséder une technique impeccable, soit qu'il l'applique lui-même, soit qu'il veuille l'enseigner au malade. Devant à plusieurs reprises revenir sur l'emploi de ces grands lavages, j'indiquerai de suite, et une fois pour toutes, les détails de son application. Cette connaissance est de toute nécessité, d'abord pour la réussite, et surtout pour éviter les complications, toujours possibles avec ces lavages facilement traumatisants.

A. Technique des grands lavages. — Le procédé consiste à envoyer dans la vessie une certaine quantité de liquide médicamenteux, que l'on urine ensuite. Ce double passage, à l'aller et au retour, sous une certaine pression, constitue un excellent nettoyage de la muqueuse malade.

1. On a généralement renoncé à l'emploi de la *sonde* pour envoyer le liquide dans la vessie. Outre la propagation possible de l'infection, la sonde a le désavantage de léser les parois et d'augmenter les chances d'orchite, surtout en période aiguë.

2. Actuellement, on se sert le plus souvent d'un *réservoir* en tôle, verre ou caoutchouc, suspendu et mobile, d'un tube de caoutchouc (deux mètres environ), et d'un *embout* destiné à s'adapter au méat.

Cet embout doit être choisi avec soin. En général, on recommande un embout en caoutchouc durci, conique, en bout de cigare, dont l'extrémité pénètre le moins possible dans le méat, de façon à laver même l'extrémité. Janet emploie une canule en verre, à ouverture large. En réalité, l'embout est variable avec les méats, suivant leur largeur, et l'on devra forcément, quand ils sont étroits ou recouverts d'un phimosis, se contenter d'un embout effilé ou olivaire. Il est excellent d'avoir cette extrémité adaptée à un robinet à poussette, ce qui permet de régler le jet et de maintenir l'embout en place, avec la même main.

Le malade, ayant uriné, adopte pour les premiers lavages la position couchée ou assise. Plus tard, il pourra les faire debout, quand il sera plus exercé. Le seau à injections est accroché de 1 mètre à 1 m. 50 environ au-dessus du plan de la verge ; un réservoir est entre les jambes, avec un linge.

La verge étant maintenue avec la main gauche, non comprimée et non tendue, l'embout est introduit dans le méat et hermétiquement appliqué contre la paroi du canal, de façon à obtenir une occlusion complète. Quelques lavages préalables dans le canal antérieur sont utiles. Puis on procède à la pénétration dans la vessie. Pour cela, emplir doucement l'urèthre antérieur, sans distension brusque, de façon à ne pas causer de spasmes. Le sphincter offre alors une certaine résistance perçue et sentie par le malade. A ce moment, il ne faut pas, comme on le conseille trop souvent, simuler de violents efforts de miction. Les contractions musculaires qu'ils occasionnent sont nuisibles. Il faut demander au malade de se relâcher complètement, comme s'il voulait aller sous lui, uriner à ses pieds, sans force ; ou bien, plus simplement, détourner son attention pendant quelques minutes par une conversation quelconque. Sous l'influence de cette pression douce, mais persistante, le sphincter se relâche de lui-même et livre passage au liquide.

Quelquefois aussi, il ne cède pas encore. On peut alors varier la pression, l'augmenter, aller jusqu'à deux mètres de hauteur. Il est bon également de savoir qu'une pression exagérée est quelquefois une cause de spasme, et qu'un abaissement du bock à un mètre et même moins peut suffire à permettre l'introduction, impossible à 1 m. 50.

La cocaïne peut être utile, dans des cas tout à fait difficiles, soit en une injection préalable à 1 p. 100, soit en une instillation de 2 centimètres cubes de chlorydrate de cocaïne à 1 p. 30, au niveau du sphincter. Cette dernière manœuvre n'est pas toujours inoffensive, et mieux vaut ne pas en abuser. Il est préférable de ne pas insister, quand, malgré tout, la pénétration ne se fait pas.

Quand on réussit, une sensation de fraîcheur particulière marque l'entrée du liquide dans la vessie. Suivant les cas, on peut faire pénétrer de 100 à 400 grammes, quelquefois plus. Quand le malade accuse un violent besoin d'uriner, il est préférable de ne pas trop augmenter la quantité de liquide, quitte à refaire une ou deux fois encore la même manœuvre. On fait ainsi passer de 300 à 600 grammes, en deux ou trois fois.

3. On peut, à l'exemple de Guiart, remplacer le

siphon par une *seringue*. C'est là une simplification intéressante, car son emploi n'exige aucune installation spéciale, et elle peut être transportée. Mais sa grande supériorité consiste surtout en ce que, entre des mains exercées, elle devient un instrument très sensible, sachant apprécier exactement la moindre résistance du sphincter, reconnaissant sa contraction à l'instant même où elle se produit, et variant en conséquence la pression d'un moment à l'autre, sans mettre jamais l'urèthre en état de tension douloureuse (Guiart). Son emploi permet en effet à la main directrice une action plus douce, plus méthodique, plus adaptée aux besoins du moment. On peut se guider, non seulement sur les sensations du malade, mais encore sur la pression perçue à chaque instant par le doigt qui pousse le piston. L'action est ainsi progressive, atteignant le degré nécessaire, sans jamais le dépasser.

Une bonne seringue est nécessaire. Elle doit être légère, en caoutchouc durci par conséquent, d'une contenance de 100 grammes environ et pourvue d'un piston glissant doucement, mais parfaitement étanche. Le mode d'introduction du liquide est à peu près le même. Le malade étant couché, on emplit doucement l'urèthre antérieur. Un simple effort suffit habituellement pour franchir l'urèthre postérieur. En cas de difficulté, on prend les mêmes précautions que précédemment : s'il survient une contraction du sphincter, le doigt en est averti de suite : on cesse de pousser, et l'on reprend dès que la contraction est terminée.

Il est incontestable que les lavages uréthro-vésicaux sont plus faciles avec la seringue qu'avec le siphon. Leur gros désavantage est de ne pouvoir être faits que par le médecin.

B. Emploi du permanganate de potasse. — Ce sel est le mieux connu, le plus malléable, le plus employé, et même, sauf de rares exceptions que je signalerai tout à l'heure, le seul employé chez nous. Ce qui est moins connu, encore aujourd'hui, c'est que les solutions faibles de permanganate donnent des résultats très supérieurs aux solutions fortes. Guiart avait déjà vanté en 1896 l'action thérapeutique des doses faibles, appuyant son dire d'arguments cliniques et de données expérimentales. Il a répété à différentes reprises ce plaidoyer, approuvé aujourd'hui par la plupart des urologues. Après avoir conseillé les doses relativement fortes de 1 p. 1000 ou 1500, Janet les a beaucoup diminuées, après avoir reconnu les résultats imparfaits, les recrudescences et les difficultés d'exécution des forts titrages. Comme je le disais tout à l'heure, la dose est variable avec le moment, le sujet et ses idiosyncrasies ; mais, en principe, elle doit être faible, atteindre rarement 1 p. 2000, et presque jamais 1 p. 1000, la moyenne étant de 1 p. 4000, et souvent moins. Et ce principe, déjà vrai pour les injections, l'est encore pour les grands lavages, où sa non-observation est la cause de la plupart des échecs.

Méthode de Janet. — La technique étant connue, on peut combiner de diverses façons le nombre et les heures des séances, les doses des lavages. Voici la formule moyenne adoptée par Janet, pour le traitement d'une uréthrite au début.

Si l'inflammation est limitée à l'urèthre antérieur, on peut se contenter de faire passer dans le canal un demi-litre des solutions ci-dessous désignées. Quand il y a uréthrite postérieure (40 p. 100 des cas environ, d'après Janet), il faut aller jusque dans la vessie et pratiquer le véritable grand lavage.

1er jour : à la 1re visite	1 p. 7000	9 h. soir	1 p. 4000
	à 1 p. 4000		
2e jour 5 h. matin	1 p. 3000	9 h. soir	1 p. 4000
3e jour 2 h. soir	1 p. 2000		
4e jour 9 h. matin	1 p. 2000	9 h. soir	1 p. 4000
5e jour urètre antérieur		1 p. 1000	
— postérieur		1 p. 2000	
6e jour		1 p. 1000	
7e jour		1 p. 1000	
8e jour urètre antérieur		1 p. 500	
— postérieur		1 p. 1000	

Tel est le schéma, variable avec chaque cas, comme l'auteur le dit lui-même en d'excellentes lignes que je ne saurais mieux faire que de répéter:

« Il est presque impossible, dit-il (*Annales de la Dermatologie*, 1893), de fixer à l'avance une gamme des doses, et j'engage beaucoup mes confrères à considérer celles que j'indique comme des moyennes et à ne pas s'attacher à les suivre à la lettre. La dose d'un lavage dépend de l'intensité de la réaction du lavage précédent : plus cette réaction est forte, plus cette dose doit être faible, et réciproquement. Il faut s'habituer, d'après le simple aspect du méat, de l'urèthre, de la sécrétion et de l'urine, à reconnaître immédiatement quelle dose peut être employée. » Pareille habitude ne s'acquiert pas sans quelques difficultés ; les tâtonnements sont nécessaires, ainsi qu'une surveillance attentive du malade, même pour les plus expérimentés ; car, ici comme ailleurs, chaque malade présente sa réaction particulière, qu'il faut connaître, et qui commande la suite du traitement. Cette étude préalable est de toute nécessité ; et qui ne pourra, ou ne voudra pas s'y astreindre, fera mieux de ne pas se lancer dans cette médication.

Avec toutes ces précautions, Janet affirme la guérison, dans la grande majorité des cas, en une douzaine de lavages, — bien qu'elle soit souvent complète, dit-il, dès le sixième jour. Passé ce délai, si la diminution du nombre des lavages laisse réapparaître un écoulement opaque, l'abortion n'est pas réussie. On peut cependant profiter de la situation acquise et les continuer une ou deux fois par jour, jusqu'à guérison... celle-ci pouvant survenir dans des délais variables, et souvent éloignés.

Méthode de Guiart. — Voici les principales modifications proposées et pratiquées par Guiart :

a. Emploi systématique des doses très faibles, en commençant par 1/10000ᵉ, doses applicables aux deux urèthres, antérieur et postérieur.

b. Employer toujours les grands lavages uréthro-vésicaux, même s'il n'y a pas de signes cliniques d'uréthrite postérieure. Faire autant que possible pénétrer d'un coup les 500 grammes dans la vessie.

c. Réduire le traumatisme au minimum par la cocaïnisation préalable du sphincter et l'emploi d'une seringue appropriée au lieu du siphon.

d. Faire deux lavages par jour pendant les quatre premiers jours, et un seul pendant les quatre jours suivants.

C. Emploi d'autres médicaments. — Ne voulant pas compliquer la question, je me borne à signaler les essais les plus connus :

Le *cyanure de mercure* a été très bien étudié par Escat (*Association française d'urologie,* octobre 1898) à la dose de 1 à 2 p. 1000, pouvant aller jusqu'à 5 p. 100. La réaction déterminée par ce corps est très particulière et demande à être connue. On risquerait un insuccès certain à se lancer dans ces médications sans la lecture préalable du travail auquel je renvoie.

Le *protargol* a été employé en grands lavages, à la dose de 1 p. 1000 avec des résultats remarquables par la rapide disparition du gonocoque. (Haïdoutof, th. de Paris, 1898.)

Il est vrai que les résultats définitifs ne paraissent pas particulièrement brillants. On peut également essayer tout autre sel d'argent : l'*ichtyargan*, l'*argentamine* et même le *nitrate d'argent*, à la dose de 0,05 à 0,10 centigrammes p. 1000. Tous ces sels ont des succès à leur actif, entre des mains expertes ; mais des expériences préalables sont nécessaires et je n'engage pas les non initiés à les prescrire sans de bonnes raisons.

§ 2. — Résumé et appréciation

Je borne cette appréciation aux procédés que j'ai personnellement et suffisamment expérimentés.

L'injection unique de *nitrate d'argent*, système Diday, quelle que soit son intensité, ne m'a jamais donné de résultats. Je l'ai essayée, en 1901, à l'Antiquaille, sur 14 cas, récents mais vérifiés au microscope. Quatorze fois l'écoulement est revenu, de deux à cinq jours après l'injection, souvent précédé d'hémorrhagies. Ce procédé a d'ailleurs été à peu près complètement abandonné.

Les injections répétées de sels d'argent sont peu connues chez nous. Mon expérience se borne au *protargol*. Bien dosées, suffisamment répétées, ces injections donnent des résultats remarquables, au point de vue de la disparition des gonocoques et de l'amélioration de l'écoulement. Mais elles sont douloureuses au début et provoquent quelquefois des hémorrhagies. Je dois également reconnaître que, suivant strictement les indications de Neisser, Blaschko, Jadassohn, il m'a rarement été possible d'interrompre ces injections avant la troisième semaine, et même plus tard. Ce sont là de très bons résultats, mais ce n'est plus du traitement abortif. D'ailleurs Neisser reconnaît lui-même la nécessité de prolonger le traitement bien après la guérison apparente. Cependant quelques essais récents m'ont persuadé qu'en modifiant la technique, en abaissant les doses, et surtout en multipliant les injections, on arrive à des guérisons plus rapides et définitives. Je suis certain aujourd'hui que la connaissance plus complète du maniement du protargol nous permet d'obtenir d'aussi bons résultats avec ce sel qu'avec le permanganate de potasse, et avec plus de facilité.

Restent les *injections* et les *grands lavages uréthro-vésicaux* à l'aide des *solutions faibles de permanganate de potasse*. Ces derniers se défendent d'eux-mêmes par leur énorme bibliographie, leurs parrainages illustres et le nombre de leurs adeptes. Si j'ai récemment élevé une timide voix en faveur des injections, c'est simplement pour rappeler que le grand lavage n'est point l'unique planche de salut du blennorrhagien, et pour protester contre les excès, les abus incontestables que l'on fait de cette médication. Que quelques praticiens obtiennent de brillantes et rapides guérisons par ce moyen, c'est certain ; mais ce qui ne l'est pas moins, ce sont les résultats désastreux qu'il donne entre des mains ignorantes, que ces mains soient celles des médecins, ou des malades à qui on les a imprudemment confiées. Actuellement, le grand lavage est tombé dans le domaine public. Nombre de médecins se contentent de l'indiquer sur leurs ordonnances, à la dose de 1 p. 2000, comme s'il s'agissait d'une modeste injection. D'autres (je ne parle pas des spécialistes, bien entendu) n'ayant en aucune façon le temps de s'occuper de ces détails, s'entendent avec le pharmacien voisin, qui s'en chargera, ou donnent au malade quelques vagues médications orales. Et d'ailleurs, à l'heure actuelle, nombre d'officines ont dans leur arrière-boutique un petit local muni du siphon laveur, devant lequel, quotidiennement, quelques malades viennent tenter de s'emplir la vessie, la plupart du temps sans avoir consulté de médecin. Que de fois m'est-il arrivé, venant de faire un diagnostic de chaude-pisse, d'entendre la voix gémissante du malade, demandant avant toute chose comment il pourra se faire des grands lavages ! Il semble que ce soit la panacée universelle et la guérison assurée. Et ceci pourquoi ? Parce que, comme pour toute méthode nouvelle, on a trop parlé de ses bons résultats, sans insister assez sur ses difficultés et ses mécomptes. Et ceux-ci sont indéniables, surtout en matière de traitement abortif.

Comme Guiart, Escat, Hogge, Nogues et Janet lui-même, j'ai été à même d'observer les conséquences néfastes (orchites, cystites, hémorrhagies, etc.) des grands lavages employés de façon intempestive ou maladroite. Et c'est pourquoi je me crois en droit de résumer ainsi mon appréciation, que je dédie tout particulièrement aux étudiants et aux praticiens :

Si vous possédez l'instrumentation et la technique nécessaires, si votre malade est disponible aux heures fixées, si vous êtes libre de vous en occuper vous-même, essayez le traitement abortif par les grands lavages uréthro-vésicaux au permanganate de potasse à dose faible. Vous en aurez toute satisfaction. Mais s'il n'en est pas ainsi, ne le tentez pas. Un demi-traitement par les grands lavages ne vaut rien. En pareil cas, je suis d'avis qu'il est bien préférable d'essayer les injections répétées de permanganate de potasse, suivant la forme que j'ai conseillée, médication un peu plus longue, plus encombrante pour le malade, mais aussi plus simple, moins dangereuse, même en cas d'échec, et donnant, à mon avis, des résultats à peu près comparables. Et si les circonstances sont telles que toute surveillance, tout contrôle sur le malade soient impossibles, mieux vaut renoncer à l'abortion et conseiller le traitement expectatif.

CHAPITRE II

TRAITEMENT DE LA BLENNORRHAGIE
A LA PÉRIODE D'ÉTAT

Ayant laissé passer dans une regrettable quiétude
le début de sa blennorrhagie, le malade se décide
un jour, sous l'aiguillon de la douleur, à demander
un conseil médical. Il est alors dans cette période
d'état, bien classique et bien connue, qui s'installe de
quatre à dix jours après les premiers signes d'inflammation. Diday qualifiait cette période d'*irrépressible* et pensait qu'il était inutile, et même dangereux, de tenter d'arrêter le flux. Mieux valait, à
son avis, laisser l'écoulement suivre sa marche cycli-
que et n'intervenir, avec sagesse, qu'au moment,
variable de trois à cinq semaines, où spontanément
l'amélioration se manifestait par la sédation des
phénomènes douloureux et la réapparition du mucus dans l'exsudat. Depuis Cullerier et Fournier,
cette opinion est celle de l'École française, et l'una-
nimité qu'elle a su rallier est la meilleure preuve
des bons résultats qu'elle peut donner. Suivant les

auteurs, cette méthode thérapeutique est qualifiée de traitement *antiphlogistique, expectatif, méthodique, classique,* etc.; le nom importe peu.

Un autre procédé consiste à s'attaquer de suite à la localisation inflammatoire, au principe virulent, à l'aide de topiques, injections ou grands lavages, qui vont porter directement le remède, antisep-tique ou cautérisant, au contact de la muqueuse atteinte. Très en faveur à l'étranger, cette méthode, dite *antiseptique* ou *suppressive,* est peu estimée en France, peut-être parce qu'elle est insuffisamment connue.

L'une et l'autre ont leurs indications et leurs avantages. Avant toute appréciation, je vais exposer aussi clairement que possible les détails de leur technique, de telle façon que chacun pût baser ses critiques sur des essais.

ARTICLE PREMIER

TRAITEMENT EXPECTATIF ET MÉTHODIQUE

L'évolution normale d'une chaude-pisse traitée d'après cette méthode est de cinq à six semaines. Le traitement varie au fur et à mesure de la dispari-tion des symptômes inflammatoires du début. Pour la facilité de la description, nous diviserons cette évolution en trois périodes : période d'état, période de défervescence, période terminale ; cette dernière, susceptible de se prolonger en une quatrième période,

période de persistance, de durée variable et préface trop fréquente de l'uréthrite chronique.

§ 1. — Période d'état

Le malade souffre et il coule un pus abondant et vert ; la miction est douloureuse, les érections nombreuses et pénibles ; le méat auréolé de rouge, le gland congestionné ; l'état général et moral défectueux. Je n'insiste pas davantage sur le tableau bien classique de cette première période.

Avant toute prescription, avant d'énoncer au malade les règles sévères auxquelles il va momen-tanément être soumis, je ne saurais trop recomman-der de mettre la jeune victime au courant de son affection, de lui faire connaître dans ses grandes lignes quelle va être sa marche et quelle thérapeu-tique nous comptons lui opposer, en suivant les symptômes et les accidents. N'hésitons pas à lui faire entrevoir dès le premier jour la durée moyenne de cette période irrépressible, son utilité, et le dan-ger qu'il y aurait à vouloir l'abréger trop tôt par une médication plus intensive. Les ennuis du régime, l'augmentation possible de l'écoulement, les réveils douloureusement triomphants, la cess~~ion des dis-tractions sportives, tout ceci doit être envisagé dès le début, sans craindre quelque exagération. De cette façon, vous n'aurez pas, tous les deux jours, pendu à votre sonnette, un malheureux qui vient vous faire constater avec désespoir que « ça coule encore ». Et d'autre part, vous le prémunirez par ces conseils préalables contre les alléchantes promesses et les injections infaillibles des amis trop bien intentionnés et des vespasiennes municipales.

Dès le début aussi — et ceci est de prime importance — faisons-lui entrevoir qu'un changement va se produire dans quatre ou cinq semaines, que les douleurs disparaîtront avec la plus grande partie de l'écoulement. Mais prévenons-le de suite que la goutte de cette époque, dernier vestige de l'inflammation actuelle, aura autant d'importance que tout l'écoulement, au point de vue des complications immédiates et futures ; qu'à elle seule elle peut entraîner les orchites, les cystites et les rétrécissements ; enfin, qu'il ne se considère pas comme guéri avant d'avoir vu disparaître toute purulence matinale, le traitement étant cessé depuis plusieurs jours. Précautions oratoires nécessaires, mais trop souvent illusoires, car il est bien avéré que la plupart des jeunes blennorrhagiens ne reviennent plus, dès que leurs érections sont devenues à peu près présentables.

Après avoir instruit le malade des ennuis et des risques qu'il encourt, nous allons lui apprendre les moyens de les réduire au minimum, par les précautions prophylactiques, par l'hygiène, par la médication.

1° Précautions prophylactiques. — Le malade doit se protéger lui-même et protéger ceux qui l'entourent contre toute inoculation du même genre. Il faut savoir que le pus uréthral, mis en contact avec les yeux, peut engendrer une affection très grave, l'ophtalmie blennorrhagique, susceptible de se terminer par la cécité. Donc on prendra soin de se laver très complètement les mains après chaque manipulation de la verge ; que les mêmes objets de toilette, cuvette, linges, savons, ne soient pas utilisés pour la figure et les organes génitaux.

Les mêmes précautions sont de rigueur pour éviter la contamination des personnes avec lesquelles on vit. A la belle période de l'écoulement, les linges de corps, chemises, caleçons, sont inondés. Il est préférable de faire lessiver ce linge à part. Le mieux est encore d'utiliser des protecteurs en caoutchouc, un peu larges et suspendus par deux boutons à la ceinture du suspensoir. La verge est plongée dans ces protecteurs dont le fond, garni de coton, absorbe le pus. Faute de mieux, le caleçon de bain en toile constitue une enveloppe très suffisante et protège fort bien le linge environnant. On peut le doubler au besoin, sur sa face antérieure, d'un carré de toile ou de quelques couches de gaze, renouvelés autant qu'il est nécessaire.

Si le coupable est marié, il doit redoubler de précautions : trouver un prétexte pour ne pas partager le même lit que sa femme ; ne pas user de la même baignoire ; ne pas s'essuyer la verge sur le bois du cabinet en allant à la selle, etc. ; toutes recommandations mesquines d'apparence, mais qui peuvent expliquer bien des inoculations d'origine inconnue.

2° Hygiène. — Le *repos* est la base du traitement à cette période, repos hygiénique et moral, aussi complet que possible, je veux dire, dans la limite des exigences professionnelles du malade. Je ne crois pas, en effet, que le lit ou la chaise-longue soient nécessaires. Ce repos excessif, pour une affection relativement bénigne, est inutile et neurasthénisant. Le malade peut vaquer à ses occupations, en réduisant celles qui exigeraient des efforts prolongés, en se couchant tôt et en se levant tard. Supprimer toute fatigue sportive, et surtout la bicyclette, le cheval, le foot-ball, l'alpinisme. Renoncer également à toutes distractions immorales, même celles où l'indécence se pare du manteau de l'esthétique, théâtres, casinos, romans physiologiques etc. Non que le sens génital, soit, à cette période, bien impérieux ; de salutaires lancinements surviennent à temps, au cours des manifestations viriles, et rappellent le malade au sentiment de son humilité. Mais, réveillée pendant la nuit, l'excitation sexuelle procure au malheureux dormeur d'inconscientes et peu voluptueuses éjaculations, sources de recrudescences et d'hémorrhagies. Donc, repos, sagesse et continence. Profitez de ce moment pour refaire connaissance avec les classiques, saines et instructives lectures généralement négligées depuis la rhéthorique, voire même, pour préparer un concours, un examen, une thèse, toutes occupations qui s'harmonisent admirablement avec le calme nécessaire à cette période. « Il faut que le malade tienne bonne manière de vivre, disait Ambroise Paré, et évite toute chose qui échauffe le sang. »

Si tout le monde est d'accord sur ce point, il n'en est pas de même de la question du *régime* à suivre. Réellement, il y a quelque exagération dans l'alimentation barbare qu'on ordonne couramment aux blennorrhagiens, sous l'euphémisme délicat du régime léger: Boire de l'eau pure, tout au plus certaines eaux minérales, des infusions, du lait en abondance; ni vin, ni légumes, ni café, ni tabac, pas de légumes acides, ni d'asperges, de moutarde, de poivre, d'épices, de sauces, peu ou pas de viande, etc. Je dis que de telles prescriptions sont vexantes, inutiles et même quelquefois dangereuses. Vexantes et inutiles, parce que cinq blennorrhagiens sur dix ont des raisons, souvent sérieuses, de tenir leur affection secrète, et souffriraient peut-être davantage de sa découverte que de leur maladie. Or, ce régime est tellement connu qu'il devient affichant. Dans un café, le monsieur qui demande un lait ou un quart Vittel devient instantanément le but de plaisanteries, aussi fines que nouvelles. En réalité, il est fort peu de malades qui aient l'habitude de dévorer chaque jour un faisan truffé ou une langouste à l'améri-

caine. Il est entendu que ces mets de luxe doivent
être mis de côté ; mais je n'ai jamais remarqué que le
rôti de bœuf, même épicé, ou l'innocente asperge
aient augmenté les douleurs ou l'écoulement. Pourquoi de l'eau pure, qui attirera quantité de questions
désagréables ou indiscrètes ? Un mélange en partie
inégale de vin, vieux ou jeune, rouge ou blanc, avec
beaucoup d'eau, simple ou minérale, est un excellent
rafraîchissant, à la dose de deux ou trois verres
par repas. Pourquoi interdire complètement le café ?
Qu'on le défende le soir c'est possible, car il joue
chez quelques personnes le rôle d'aphrodisiaque ;
mais pourquoi empêcher la tasse de midi ? Pourquoi
surtout interdire le tabac ? Je crois que ceci est un
vieux souvenir de l'époque, où l'on punissait par la
privation des plaisirs, même permis, le malheureux
qui avait péché contre la pureté! On a dit que le
tabac était un excitant. C'est peut-être vrai pour les
tout petits fumeurs qui s'offrent, les soirs d'orgie,
une cigarette exceptionnelle. C'est radicalement faux
pour les fumeurs habituels, les seuls qui éprouveront
une véritable peine à observer cette règle, dont
réellement l'utilité ne se fait pas tellement sentir.

D'autres, parmi ces prescriptions dites hygiéniques,
sont dangereuses. Je fais ici allusion à l'habitude prise
par la majorité des praticiens d'accumuler dans leurs
ordonnances tous les diurétiques connus, infusions,
tisanes émollientes, lait, eau de Vittel, de Contrexé-
ville, d'Évian, etc., et d'en faire absorber le maximum,

sous prétexte de diluer l'urine et de faciliter la miction. J'ai vu des malades boire deux ou trois litres par jour, de ces divers liquides. En général, quelques jours après le début, leur état était le suivant : Mictions impérieuses toutes les heures, sensations de lourdeurs, de pesanteurs dans les bourses, au périné, dans le rectum, bas-ventre douloureux, congestion du canal, diarrhées et troubles gastriques. Cette observation a été faite par Rollet qui reprochait aux boissons trop abondantes de surcharger la vessie et de fatiguer le canal en ne lui laissant pas un instant de repos. J'ai vu pour ma part la continuation de ce régime aboutir à l'uréthrite postérieure et à la cystite ; la fatigue imposée à la vessie engendrant un état de congestion permanente qui est un véritable appel pour l'inflammation antérieure, dont rien n'entrave la marche. Donc n'exagérons rien, n'accablons pas le malheureux pécheur déjà fort ennuyé, et tenons-nous-en aux prescriptions juste suffisantes pour ne pas nuire à l'évolution normale de l'affection :

Abstention absolue de bière, champagne, vins mousseux, vins d'Espagne, cidre et liqueurs fortes, usage très modéré de vins vieux, de mets savants et épicés ; savoir choisir et se rationner dans les repas prolongés que l'on ne pourra refuser, de façon à ne pas faire de surcharges gastriques ou de mauvaises digestions intestinales, pouvant entraîner diarrhées ou constipations, également néfastes à cette période.

Vin très coupé d'eau aux repas, ou eaux minérales, si l'on en a l'habitude (Evian, Thonon, les eaux des Vosges). Boire peu dans l'intervalle. En cas de soif ou d'obligation : limonades, sodas, eaux alcalines, sirops quelconque, coupés d'eau de Seltz.

3° Thérapeutique. — En toute sincérité, l'utilité des prescriptions médicamenteuses est discutable pendant la première période de la maladie. Nombre d'auteurs les déconseillent, nombre de praticiens s'en abstiennent, sans que les résultats soient pires pour cela, à condition que le malade suive strictement les règles hygiéniques précédemment indiquées.

Il est cependant préférable de les ordonner. D'abord l'effet moral en est excellent. Le malade abandonné à lui-même pendant ces quinze premiers jours, qui sont les plus pénibles, se croira tout à fait perdu s'il n'a pas à ingérer quelques drogues. Chaque miction cuisante lui rappellera que le spécifique X ou Y supprime les douleurs en vingt-quatre heures ; et il sera d'autant plus tenté de les essayer s'il n'a rien à se mettre sous la dent. Je crois même qu'il est bon d'avoir à sa disposition plusieurs formules, toujours dans le genre anodin, destinées à tromper la légitime impatience du malade et à lui permettre d'attendre sans encombre l'échéance de la période de défervescence.

D'autre part il est bien certain qu'une médication émolliente, calmante, alcaline, telle que celle dont je vais parler, agit heureusement sur les phénomènes congestifs et douloureux. Il m'est souvent arrivé d'observer à ce point de vue un changement assez rapide, affirmé par le malade, dès les premières ingestions d'innocentes poudres alcalines ou émollientes, changement surtout appréciable par les mictions plus douces et les érections moins nombreuses.

Il est donc utile sinon nécessaire, de donner une médication. Celle-ci doit être *locale* et *générale*.

A. TRAITEMENT LOCAL. — Une propreté minutieuse est nécessaire. Des lavages seront faits plusieurs fois par jour, et les linges renouvelés de façon à ce que le gland ne baigne pas dans un lac de pus. Ces précautions, toujours bonnes, deviennent absolument nécessaires lorsque le malade est pourvu d'un prépuce un peu développé. Il faut découvrir le gland deux ou trois fois par jour pour laver plus complètement les muqueuses, puis sécher et poudrer (avec des poudres inertes, talc-bismuth, par exemple) Il est même excellent de glisser une double de gaze entre les muqueuses, tout autour du gland, en laissant dépasser une certaine longueur en dehors de l'orifice préputial. On évite ainsi la fâcheuse balanite, ainsi que la congestion de l'organe. Comme liquides, de l'eau bouillie, de l'eau blanche, de l'eau boriquée, et surtout pas d'antiseptiques : ni sublimé, ni eau oxygénée, ni eau phéniquée, susceptibles d'augmenter l'irritation de la région.

Si le méat est anormalement rouge, le canal congestionné, les lymphatiques engorgés, on se trouvera très bien de bains locaux répétés, alternativement avec de l'eau chaude (40° environ) et de l'eau blanche. Un bon moyen décongestif consiste, après avoir introduit dans le méat un embout de 2 centimètres de longueur, à faire passer, *à canal ouvert*, une certaine quantité d'eau blanche ou de permanganate de potasse très faible, soit avec le seau d'Esmarch, soit à l'aide de plusieurs seringuées successives.

B. TRAITEMENT GÉNÉRAL. — Les *alcalins* ont à cette période une heureuse influence, reconnue par tous ceux qui les ont expérimentés, lors même que cette action paraît peu explicable. On peut ordonner, sous n'importe quelle forme du bicarbonate ou du salicylate de soude, le premier de préférence. Voici quelques formules empruntées aux maîtres :

Bicarbonate de soude . . . . 5 gr.
Sucre blanc. . . . . 30 —
Suc de citron. II
(Fournier.)

Dissoudre dans un litre d'eau, à prendre dans la journée.

Bicarbonate de soude. . . . . 40 gr.
Salicylate de soude. . . . . 10 —
(Balzer.)

Une ou deux cuillerées dans un litre de limonade au citron ou simplement un gramme de bicarbonate de soude dans un verre de sirop d'orgeat, de groseille, etc.

Moins hautement patronnée, la « poudre des voyageurs » se défend cependant encore contre l'oubli, grâce à ses états de service, déjà vénérables, et à ses qualités émollientes, bien qu'elle renferme une proportion excessive de gomme arabique et de sucre de lait. En la modifiant quelque peu, en ajoutant du bicarbonate de soude, on arrive à une formule que j'ordonne couramment et qui paraît satisfaire la plupart des malades :

Bicarbonate de soude.	50 gr.
Sucre vanillé.	30 —
Poudre de gomme arabique. . . .	
Poudre de réglisse	
Poudre de guimauve.	àà 10 gr.
Nitrate de potasse	
Essence de citron	IV gouttes.

(Une cuillerée à café dans un verre d'eau, deux fois par jour.) — Formule élastique et modifiable à souhait, comme on peut s'en douter.

On peut également opiacer les tisanes, habitude assez répandue en Autriche. Voici un exemple (Finger).

Sirop diacode	10 gr.
Décoction de semence de lin.	500 —

Une cuillerée à soupe toutes les deux heures.

et en voici un autre :

Sirop de codéine	àà 50 gr.
Sirop de tolu.	
Infusion de fleurs d'oranger. q. s. pour demi-litre.	

Par cuillerée à bouche dans l'après-midi et la soirée toutes les 2 heures ou plus.

Dans le même sens émollient agissent les tisanes résineuses, bourgeons de sapin, uva ursi, buchu, eau de goudron, etc., à dose modérée.

A cette période encore, sinon dès le début, du moins huit ou dix jours après, on pourra prescrire les médicaments dits antiseptiques urinaires. Les plus connus sont les benzoates alcalins, et le salol, que l'on peut réunir dans un même cachet.

Salol . . . . 1 gr.
Benzoate de soude. . . . . 0,25 cent.

à la dose de deux cachets par jour.

Plus récemment l'urotropine et l'helmitol sont venus prendre rang dans cette classe de médicaments Guiard dit grand bien du premier de ces sels, qu'il ordonne à la dose de un gramme par jour, en deux comprimés de 0,50 centigrammes chaque.

Nous ne saurions terminer avec cette période sans accorder un souvenir, et consacrer quelques lignes, aux *érections* nocturnes et surtout matinales, réveils triomphants, mais douloureux, auxquels peu échappent. Pour la plupart, c'est simplement un ennui, rapidement disparu, m'expliquait un étudiant très expert, si l'on se met à quatre pattes, de préférence sur un sol froid, le marbre d'une cheminée par exemple ; procédé très supérieur à la classique aspersion d'eau froide, m'affirmait le même étudiant. Chez certains, c'est une véritable complication, source d'hémorrhagies, de congestion et de lymphangite. Les sachets d'eau glacée, excellents, sont difficiles à renouveler et à maintenir. Pisser dans du lait tiède, lait de femme ou de vache, suivant le conseil d'A. Paré, n'est pas chose facile. Ordonnons donc sans conviction les médications internes ordinaires : bromure de camphre ou de potassium, extrait thébaïque, antipyrine, par exemple :

Bromure de potassium . . . .)
Lupulin. . . . . : } áá 1 gr.
Sucre . . . .)

pour une prise à prendre le soir dans une infusion

ou en suppositoire :

Extrait thébaïque . . . . 0,01 centigr.
Extrait de belladone . . . . 0,02 —
Beurre de cacao . . . . 3 grammes.

En réalité, cette période, d'ailleurs courte, sera surtout abrégée par l'application stricte des règles d'hygiène et de morale. Cependant je dois quelques succès aux opiacés à doses fortes (5 centigrammes d'extrait thébaïque, ou une injection de 1 centigramme de morphine) ; et surtout à l'emploi de petits lavements chauds de 200 grammes environ, auxquels on ajoute 15 à 20 gouttes de laudanum. Pris à minuit, ces petits lavements sont gardés par le malade et endorment assez bien les érections.

De tels incidents, joints à la malpropreté, peuvent entraîner la congestion de l'organe, accompagnée ou non de lymphangite. Les lavages répétés, les bains locaux prolongés, les pansements humides permanents d'eau bouillie ou d'eau blanche empêchent toute autre complication. Je n'ai *jamais* eu recours ni aux saignées locales, ni aux sangsues, que je vois encore conseiller par quelques auteurs.

§ 2. — Période de défervescence

Cette période est marquée par la sédation relative des symptômes inflammatoires observés jusqu'ici. Ces modifications sont graduelles, en sorte qu'il est difficile de leur assigner une date fixe; cependant on peut s'attendre avec assez de régularité à les voir survenir du dix-huitième au vingt-cinquième jour, sauf incidents imprévus ou fautes thérapeutiques. Vers cette époque, le canal est plus souple, le gland seulement rougi autour du méat, la miction facile, quoique encore picotante, les érections insensibles et l'écoulement très réduit. Les caractères de cet écoulement sont de prime importance pour décider de la médication à suivre. Encore abondant le matin, il doit être diminué pendant la journée, ne réapparaître que trois heures environ après une miction, et surtout avoir déjà une composition moins fluide, plus muqueuse, plus visqueuse; la goutte s'attache un peu, elle donne déjà entre deux doigts écartés sur elle l'apparence de stalactite, très justement signalée par Diday. Au microscope, les gonocoques sont rares, les globules de pus en moindre quantité, les cellules épithéliales et les cocci réapparaissent. Le moment est propice à l'administration des balsamiques.

1° **Les médicaments dits balsamiques.** — Une expérience déjà ancienne a démontré qu'on obte-

naît à cette époque d'excellents résultats à l'aide
de médicaments térébenthinés et oléo-résineux,
faussement dénommés *balsamiques* par tous les classiques. L'administration judicieuse, et graduellement
intensive, de ces médicaments amène en quelques
jours la sédation complète des phénomènes congestifs et douloureux, et quelquefois la guérison définitive.

Parmi ces médicaments, les uns sont bien connus comme modificateurs des sécrétions, tels les
balsamiques proprement dits (substances résineuses
renfermant de l'acide benzoïque ou de l'acide cinna-
mique), les térébenthinés et leurs dérivés ; d'autres
sont considérés comme ayant une action plus particulière sur les muqueuses de l'appareil urinaire, tels
le kawa, le cubèbe, le copahu, le santal.

Les *balsamiques proprement dits* sont le baume
de tolu, le baume du Pérou, le benjoin, le styrax.
Ils sont peu ou pas employés. S'ils diminuent certaines sécrétions, ils engendrent aussi de désagréables phénomènes d'excitation, locale ou générale.
On ne les a jamais beaucoup expérimentés.

Les *térébenthinés* donneraient de meilleurs résultats. Dans la période intermédiaire, vers la troisième
semaine, j'ordonne souvent l'*essence de térébenthine* et constate une influence assez appréciable sur
la cuisson des mictions. Il ne faut pas dépasser
2 grammes par jour d'essence de térébenthine, soit
sous forme de pilules (0,30 centigrammes chaque)

soit sous forme de sirop du Codex (50 grammes par jour). De même peut-on conseiller la *terpine* à la dose de 0,50 centigrammes à 1 gramme par jour sous la forme de cachets combinés, par exemple :

Terpine . . . . } āā 0,25 centig.
Benzoate de soude . . . . }

Les autres dérivés de la térébenthine (eucalyptol, terpinol, myrtol, etc.) n'ont pas été étudiés. Un souvenir au baume de gurjun, au matico, et au goudron.

Le *kawa*, extrait de la racine du piper méthysticum, conseillé en 1876 par Dupouy, étudié cliniquement par Lewin (1886) est également un bon médicament d'attente, sous forme de macérations de racines (5 grammes dans 500 grammes d'eau) ou d'extrait hydro-alcoolique (0,30 à 0,60 centigrammes en capsules). Le kawa entre dans la composition du produit présenté sous le nom de *gonosan*, qui comprend 20 p. 100 de kawa et 80 p. 100 d'essence de santal.

Le *cubèbe* est la baie desséchée et pulvérisée d'un arbre de l'Océanie, d'où son vrai nom de poivre cubèbe. Rapporté en Angleterre en 1818, vulgarisé en 1822 par Pierquini et Delpech, il est toujours employé aujourd'hui comme complément du copahu.

Le *copahu* est une oléo-résine, obtenue en faisant des incisions à des arbres du genre Copaïfera, originaires de l'Amérique du Sud. C'est un excellent desséchant de la muqueuse uréthrale, peut-être le meilleur, lorsqu'il est donné à la dose suffisante et qu'*il est de bonne qualité*. Se méfier des imitations. Suivant le moment et le but recherché, on varie l'absorption quotidienne de 5 à 12 grammes, rarement plus. Le mieux est d'utiliser le cubèbe pour faire avec le copahu une sorte de pâte. Celle-ci peut se rouler en boulette et être plus facilement absorbée, soit dans de l'hostie, soit roulée en boulette dans de la poudre de réglisse.

On peut ainsi formuler *un bol* :

Copahu.	1 gramme.
Cubèbe.	2 —
Essence de menthe.	1 goutte.

ou bien un *opiat* :

Copahu	30 grammes.
Cubèbe	40 —
Cachou pulvérisé.	5 —
Essence de menthe.	IV gouttes.

En général, mettre du cubèbe jusqu'à consistance de pâte épaisse. Ajouter au besoin 5 grammes de magnésie pour les constipés. Deux boulettes (grosses comme des noisettes) de ce mélange, par jour, à jeun, de préférence avant les repas.

Il est compliqué et inutile de vouloir le donner en émulsions. L'ignoble mixture vendue sous le nom de potion de Chopart, même modifiée par Ricord, détraque l'estomac pour quelques mois, et ne présente d'autres avantages que d'éviter une formule. La dose élevée de copahu qu'elle renferme est la seule explication de ses succès. Il suffit de donner cette dose d'autres façons, voire même en potion de Chopart capsulée.

Comme tous les produits très imités, le copahu a été capsulé (de 0,30 à 0,50 centigrammes par capsule, suivant les marques). Sous la même forme on trouve également le copahivate de soude, produit d'une efficacité incontestable et bien supporté en général. Varier les doses de 8 à 18 capsules de 0,40 centigrammes chaque.

Le *santal* est une essence extraite par distillation d'un arbre répandu dans diverses régions chaudes (Océanie, Afrique australe). La variété santal citrin est la seule utilisée. Importé en 1750, rappelé en 1865 par Anderson, il jouit actuellement d'une faveur méritée, malheureusement mitigée par ses effets souvent pénibles sur quelques organes, l'estomac, l'intestin et le rein particulièrement. On le prescrit à la dose de 3 à 8 grammes par jour, presque toujours en capsules marquées, à cause de ses nombreuses falsifications. Une étude personnelle est nécessaire à tout praticien pour se reconnaître au milieu des multiples réclames, et savoir distinguer le bon grain de l'ivraie. Quelques mois d'essais, mêlés de succès et de mécomptes l'instruiront rapidement. D'une façon générale, il est bon de s'en tenir à quelques marques dûment expérimentées, et de recommander au malade, en cette matière, de ne pas rechercher systématiquement le trop bon marché.

De l'essence de santal, on a extrait certains composants bien définis qui donnent d'excellents résultats, tels les alcools sesquiterpéniques (arrhéol), le santalol (eumictine), l'éther salicylique neutre de santalol (santyl), etc.

2° Leur mode d'administration. — Pour produire tous leurs bons effets, les vrais modificateurs de la sécrétion, c'est-à-dire le *copahu* et le *santal*, doivent être prescrits : au moment propice, en quantité suffisante, et sans léser d'autres organes.

Le *moment propice* est le plus éloigné du début ; je veux dire celui où toute douleur, tout signe de congestion ayant cédé, les gonocoques ayant à peu près disparu, le mucus commence à dominer dans la goutte matinale, devenue gélatineuse et blanc-grisâtre. Il faut tromper jusque-là l'impatience du malade, qui dès le huitième jour, s'étonne et souvent s'indigne de ne pas avoir été déjà gorgé de capsules. A cela seront destinés les vrais balsamiques et térébenthinés énumérés au début. Du douzième au vingt-cinquième jour, ou même plus tard, suivant les cas, seront échelonnés le tolu, la térébenthine, la terpine, etc., qui adoucissent et calment les phénomènes les plus aigus, tout en occupant le malade.

Lorsqu'enfin on juge le moment venu, au début de la cinquième semaine le plus souvent, on a recours au copahu ou au santal. Ceux-ci doivent être largement distribués, mais il est nécessaire de s'assurer tout d'abord par de petites doses que la médication sera bien supportée. Suivant les cas, l'estomac, l'intestin, les reins ou la peau peuvent être tout à fait réfractaires et réagissent chacun à leur façon sous forme de crampes gastriques, de diarrhées, d'albumine ou d'érythèmes. Il est même curieux de constater combien chacun, à ce point de vue, est idiosyncrasique. Les uns supportent le copahu mieux que le santal, ou réciproquement ; les autres ne digèrent que l'opiat ; d'autres enfin sont voués à telle spécialité alors que telle autre les rend terriblement malades, etc. Cette recherche doit être faite dès le début.

En règle générale, il faut commencer par examiner l'urine du malade et s'assurer qu'il n'est pas albuminurique ; puis on donne du copahu à faible dose, qu'on augmente peu à peu. Ne pas prendre pour de l'albumine le trouble déterminé par l'acide azotique dans ces urines chargées de résines, trouble que dissolvent l'alcool et l'éther. Ne pas s'effrayer non plus de la couleur sombre des urines, et de la réaction sanglante qu'y détermine le même acide. Mais comme sang et albumine sont cependant possibles, renouveler de temps à autre cet examen, surtout si le malade se plaint de courbatures violentes et persistantes dans la région lombaire.

Ces précautions doivent êtres prises, ce travail de tâtonnement terminé, en trois ou quatre jours. Dès lors, il faut agir avec vigueur et porter de suite à 8-10 grammes en vingt-quatre heures la dose du médicament, c'est-à-dire de copahu, car je crois préférable de commencer par lui. Quatre à six grammes de copahivate de soude agissent à peu près de la même façon. Continuer pendant quelques jours, de huit à douze jours en moyenne, jusqu'à ce que l'écoulement soit réduit à son expression matinale, représentée par une gouttelette visqueuse, adhérente, venant à une forte traction et presque pas renouvelée pendant la journée. Puis continuer le même médicament ou le remplacer par le santal à dose forte jusqu'à disparition absolue de l'écoulement, certifiée par le microscope, et le non-retour de la goutte, malgré la cessation du traitement et l'absorption de bière. Lorsque tout se passe ainsi, lorsque l'ensemble des symptômes observés fait prévoir que l'on obtiendra une guérison, sans avoir recours aux injections, je crois bon — et j'insiste sur cette recommandation — de ne pas cesser brusquement le remède, sous peine de voir revenir la goutte matinale. Diminuer peu à peu la dose maxima que l'on aura atteint, de 0,50 centigrammes, d'une capsule par jour, par exemple, et prolonger au besoin cette période de descente, au fur et à mesure que le malade reprend les habitudes, bonnes et mauvaises, de la vie courante. De telle façon que l'on ne soit pas pris au dépourvu si quelque incident survient, sous forme de retour d'écoulement. De la sagesse du malade à cette dernière période, de la longueur qu'il voudra bien lui donner, dépend bien souvent la guérison définitive ou le passage aux injections.

Ce mode de guérison par les seuls balsamiques n'est pas le plus fréquent; il n'est même pas habituel. Mais je suis persuadé qu'il le serait bien davantage, si médecins et malades, aussi impatients les uns que les autres, ne se jetaient pas sur les injections, dès que le suintement semble traîner quelque peu. Si j'insiste sur ce fait, c'est que nombre de maîtres éminents se refusent à peu près absolument à admettre la possibilité de ces guérisons. Et parmi ces derniers, je dois ranger les représentants des écoles allemandes, celles de Vienne et de Breslau, comme celle de Berne.

Jusque dans ses plus récentes publications (1907) Neisser affirme l'inutilité absolue des balsamiques, et n'est pas loin de considérer comme des dangers publics ceux qui parlent de leurs bons effets. Jadassohn ne leur accorde dans sa thérapeutique qu'une place illusoire. Quoique plus conciliant, Finger n'est guère enthousiaste. Mais tout ceci se comprend fort bien, lorsqu'on connaît la façon de traiter des uns et des autres. Partisans absolus des injections de sels d'argent prolongées à forte dose, les deux premiers n'ont aucune raison d'admettre les oléo-résineux, qui, en pareil cas, fatiguent l'estomac sans aucune utilité. Leur manière de faire, rationnelle et très défendable d'ailleurs, dont nous reparlerons en temps et lieu, exclut complètement la médication interne. Quant à Finger, il n'admet pas que l'emploi des balsamiques puisse supprimer les injections, et les donne prudemment à des doses variant de 0,50 centigrammes à 2 grammes. Inutile de dire que dans ces conditions on n'obtient pas les résultats intéressants dont je viens de parler. Et ce qui démontre bien qu'en réalité, les Allemands ne connaissent pas nos balsamiques, c'est cette assertion, relevée dans Finger, que les premiers signes de pollakyurie doivent immédiatement faire cesser l'emploi du copahu. Or il n'est pas d'indication plus nette de son emploi, sauf albumine ou sang. En somme, il se passe chez les Allemands pour notre copahu national, ce qui se passe chez nous pour leurs injections argentiques. On connaît fort mal les détails techniques, et la critique s'ensuit tout naturellement, engendrée par la connaissance insuffisante des conditions qui assurent le succès. Tout ceci est éminemment corrigeable; les congrès et les traductions s'y emploient activement, et c'est tout bénéfice.

Ceci dit, et tout en regrettant la rareté des guérisons ainsi obtenues, qui pourraient être, je le répète, beaucoup plus nombreuses, reconnaissons que dans la grosse majorité des cas, il est besoin, pour arriver au résultat complet, de recourir à d'autres artifices thérapeutiques. Lorsque le mieux ne se dessine pas, dans les quinze jours qui suivent l'administration du balsamique, ou bien si ce mieux est insuffisant, il est préférable de recourir aux injections ou aux grands lavages, dans la mesure et avec les précautions que nous allons maintenant indiquer.

§ 3. — PÉRIODE TERMINALE

Les phénomènes subjectifs ayant complètement disparu, l'écoulement est réduit à une goutte matinale muco-purulente, à un suintement un peu consistant pendant la journée. Picotements légers le long du canal de temps à autre. Suivant les cas, ceci se passe de la cinquième à la sixième semaine ; les balsamiques, ordonnés en temps et lieu, commencent à fatiguer les malades sans amener la guérison ; il y a donc lieu d'ordonner enfin les médications locales, *injections ou grands lavages* avec quelque espoir de succès.

1° Des injections et de leurs indications générales. — Immédiatement, se posent les questions suivantes : quel médicament vais-je ordonner, à quelle dose, et sous quelle forme ? Question complexe à laquelle répondrait insuffisamment, à mon avis, la banale énumération des solutions antiseptiques ou astringentes. Avant donc d'aborder la technique proprement dite, je me permettrai quelques réflexions préalables, d'ordre très général, portant sur le choix du médicament et son mode d'administration.

A. Du choix de l'injection. — Cette première question apparaît ou trop simple ou trop compliquée, suivant les cas, à l'esprit de l'étudiant d'hier, du praticien. d'aujourd'hui. Les uns, grâce à l'observation d'un cas heureux, souvent personnel, ont conservé un souvenir reconnaissant de tel ou tel antiseptique. Désormais, et pendant des mois, ils ordonneront la précieuse injection, sans s'inquiéter assez des résultats réels, et mettant les échecs sur le compte de l'arthritisme. Les autres plongent dans les ouvrages spéciaux et en sortent la mémoire bourrée de formules anciennes ou modernes, astringentes, antiseptiques ou isolantes, suivant la classique division. Beaucoup enfin, se décident suivant le hasard d'une lecture récente, d'une conversation avec un confrère, ou d'une spécialité à la mode.

Cette façon non raisonnée d'ordonner une injection, indifférente lorsqu'il s'agit d'une uréthrite chronique qui en a vu bien d'autres, est franchement néfaste à cette période terminale que nous étudions en ce moment. On ne pense pas assez que la muqueuse est en pleine voie de réfection, que l'uréthrite ne demande qu'à guérir, que l'aide la plus minime lui suffira; en conséquence, il est tout à fait inutile d'aller déranger de savantes formules, et il est très dangereux de gêner par d'intempestives solutions trop vigoureuses, sulfatées ou argentiques, l'œuvre de guérison qui se poursuit presque spontanément. Il est malheureusement trop fréquent de constater le fait suivant qui a la valeur d'une expérience : un malade prend du santal ou fait des injections résorcinées légères depuis dix à douze jours, sans résultat bien marqué. Impatienté, le malade réclame un traitement énergique, désir que satisfait la classique injection aux trois sulfates, par exemple. Vous pouvez être certain qu'en deux ou trois jours, l'écoulement a doublé, accompagné même de symptômes disparus depuis longtemps, tels que cuissons, mictions pénibles et congestion du méat. J'ajoute que la guérison n'en sera pas avancée.

Donc, à cette période de la blennorrhagie qui doit être la dernière, n'ordonnons pas au hasard une solution quelconque, arbitrairement dosée. Choisissons-la avec éclectisme, parmi les sels que nous connaissons bien, et proportionnée à la minime inflammation qu'elle se propose de guérir. Nous verrons tout à l'heure les médicaments qui paraissent mériter quelque préférence.

B. Des indications des injections. — Reste à résoudre la *seconde question* préalable, concernant le *mode d'administration, injections ou grands lavages*, et les *indications* des uns et des autres. Là encore, la décision doit être prise après mûre réflexion ; car, si ces deux procédés donnent également satisfaction, il semble inutile de soumettre un malade au désagrément des grands lavages, quand les injections peuvent suffire.

J'ai la conviction, que l'on obtient souvent, avec les injections seules, des guérisons rapides et définitives, dans tous les cas où l'inflammation est restée prédominante sur l'urèthre antérieur; je veux dire dans tous les cas où rien, dans l'interrogatoire, dans l'examen clinique et expérimental, ne peut faire supposer des lésions *appréciables* de l'urèthre postérieur. Si au contraire, on craint l'extension inflammatoire aux deux urèthres, il est préférable de recourir de suite aux grands lavages.

Voilà qui n'est pas résoudre la difficulté, mais la reculer, me feront très justement remarquer les praticiens, lecteurs de cet ouvrage. Car chacun sait que rien n'est plus complexe que de rechercher la limite probable d'une uréthrite. A telle enseigne que les maîtres les plus incontestés professent des opinions tout à fait différentes, en ce qui concerne la fréquence de l'uréthrite postérieure et même ses symptômes habituels.

Cette observation me paraît tellement juste, que je ne me crois pas le droit de la négliger, sous le prétexte facile que cet ouvrage est purement thérapeutique. En réalité, cette constatation clinique est la base même de la médication à cette période. Aussi me permettrai-je une courte digression sur le terrain du diagnostic, pour exposer, voire même discuter, *le diagnostic différentiel de l'uréthrite postérieure.*

Laissons de côté les opinions des auteurs, même les plus autorisés, car nous serions réduits à constater le désaccord qui règne entre eux : les uns, estimant à 15 ou 20 p. 100 le nombre des uréthrites postérieures (Jamin, Leprevost), les autres le portant à 80 ou 90 p. 100 (Neisser, Jadassohn, Rona); pour les uns, elle est une complication (Janet), pour les autres, elle est la règle (Aubert), etc.

J'explique cette discordance par ce fait que chacun entend à sa façon l'uréthrite postérieure, sans se demander, au préalable, si sa définition est suffisamment précise, si ses symptômes sont suffisamment clairs, et admis par tous. En compulsant les travaux antérieurs, il m'a semblé qu'il existait une confusion regrettable entre deux choses assez différentes : les uns parlant de la propagation possible de l'inflammation à l'urèthre postérieur, les autres, de l'ensemble des symptômes que cette propagation peut engendrer; autrement dit, les uns et les autres confondent, l'uréthrite postérieure anatomo-pathologique avec l'uréthrite postérieure clinique, différenciation nécessaire cependant et que je me permettrais d'expliquer.

Que la propagation de l'inflammation à l'urèthre postérieur soit possible, facile, fréquente, c'est certain. Avec nos idées actuelles sur l'inflammation, il est absolument fallacieux de prétendre que le sphincter puisse constater un obstacle capable de l'arrêter. Les leucocythes escaladeront cet anneau recouvert de muqueuse, avec autant de facilité qu'un repli quelconque de l'urèthre antérieur! Et, de fait, cette invasion de l'urèthre postérieur doit s'effectuer assez régulièrement dans le cours des deux ou trois premières semaines, quand une médication typique ne s'y est pas opposée dès le début.

Mais, est-ce à dire que cette invasion s'accompagne forcément des symptômes connus de l'uréthrite postérieure, pollakyurie impérieuse, trouble du second verre, etc. ? Non, dix fois non. Est-ce à dire qu'une fois installée, cette inflammation est immuablement fixée en cette place, que le sort de la blennorrhagie est désormais lié à son évolution ? Encore moins. Et quelques arguments me permettent d'étayer cette opinion.

Il nous est arrivé bien souvent d'observer vers la troisième semaine, une orchite ou une prostatite, alors même qu'aucun symptôme, si minime soit-il, n'avait pu faire penser à la participation inflammatoire de l'urèthre postérieur. Et cependant, celle-ci existait forcément, puisqu'elle n'avait pas pu suivre d'autre chemin pour atteindre les canaux déférents et l'épididyme. Elle peut même être assez forte, sans pour cela être perceptible. Les expériences très curieuses de Guiart, ont démontré qu'on pouvait déposer trois gouttes de liquide colorant, derrière le sphincter, sans pour cela teinter de façon appréciable, le liquide vésical. Le reflux commençait à peine à cinq gouttes. La même quantité de pus peut donc exister, sans pour cela descendre dans la vessie, et sans apparaître. par conséquent, dans le second verre d'urine. Enfin, que de fois nous est-il arrivé, au cours d'une blennorrhagie traitée par la méthode expectative, d'avoir une ou deux alertes, au cours desquelles le malade ressentait plus ou moins vivement des envies pressantes d'uriner, cependant que le pus apparaissait dans l'urine, en fin de miction. Puis, tout cela disparaissait en deux ou trois jours, avec un peu de repos, une douzaine de capsules balsamiques, quelquefois spontanément. Et quand ce même malade, arrivé à la cinquième semaine, nous montre un vague muco-pus, dernier vestige de l'uréthrite, nous le guérissons définitivement en quelques jours, par de simples injections antiseptiques faibles, sans avoir en aucune façon, besoin de nous occuper davantage de l'urèthre postérieur.

De ceci, et de mon observation quotidienne, je conclus que la propagation de l'inflammation à l'urèthre postérieur est chose vraisemblablement fréquente ; mais que cette propagation n'a aucune espèce d'importance, tant qu'elle ne s'est pas manifestée par des symptômes cliniques bien déterminés.

Autrement dit, à côté des *uréthrites postérieures anatomo-pathologiques*, symptomatiquement latentes, spontanément curables et sans importance, il en est d'autres, *uréthrites postérieu,es cliniques*, caractérisées par des symptômes bien déterminés, suffisamment nets et prolongés. Les dernières seules, doivent être prises en considération et entrer en ligne de compte, quand il s'agit de décider entre les injections et les grands lavages.

Il importe donc de bien connaître ces symptômes que je rappelle très brièvement :

1° Envies d'uriner fréquentes, impérieuses, diurnes et quelquefois nocturnes ; symptôme plus ou moins marqué suivant le degré d'inflammation.

2° Douleur profonde, sans être intense, pendant la miction, avec un maximum de courte durée, mais net, au moment de l'expulsion du dernier jet d'urine.

3° L'urine terminale, recueillie dans un verre, est trouble et contient du pus ; le symptôme ne présente toute sa valeur que le matin, après un long repos qui a permis au pus de s'accumuler assez abondamment dans l'urèthre postérieur, de franchir le col et de pénétrer dans la vessie suffisamment distendue par l'urine de la nuit. Dans la journée, un second verre d'urine pourra être clair.

4° On peut encore certifier la présence de ce pus, par des lavages minutieux de l'urèthre antérieur avant la miction (Aubert). L'urine contient alors les filaments de l'urèthre postérieur. Encore faut-il que l'urèthre antérieur ait été bien nettoyé.

5° La constatation d'une cystite, d'une prostatite, d'une orchite, entraîne l'idée d'uréthrite postérieure plus ou moins durable.

Tels sont les symptômes les plus importants. Il en est d'autres que je néglige, plus discutés ou plus difficiles à rechercher.

Pour en revenir maintenant à mon point de départ, je dirai :

a. Lorsqu'une blennorrhagie a normalement évolué, sans incidents ou avec un minimum d'incidents, que rien ne peut faire supposer l'existence ou la persistance d'inflammation appréciable cliniquement dans l'urèthre postérieur, il y a tout intérêt pour le malade, si les balsamiques ne suffisent pas, à terminer l'assèchement par quelques injections, variables suivant les cas et plus ou moins prolongées.

b. Lorsqu'une blennorrhagie a, au contraire, été marquée par des incidents répétés, dénotant la participation habituelle de l'urèthre postérieur, il est préférable de recourir de suite aux grands lavages. A plus forte raison, ces lavages s'imposent-ils si les injections, après quelques jours, semblent ne donner aucun résultat, tout en étant bien supportées.

Et maintenant, quelques détails sur l'emploi des uns et des autres.

C. Mode d'emploi d.s injections. — Il est tout d'abord nécessaire de s'assurer par soi-même que le malade sait faire une injection. Mieux que toutes les explications orales, une démonstration pratique, seringue en main, faite sur le sujet lui-même, donnera toute assurance à ce point de vue. Ne pas négliger l'examen de la seringue. Celle-ci doit être en verre, en ébonite, en caoutchouc durci, de capacité suffisante, de 10 à 12 centimètres cubes, au moins, plus volumineuse par conséquent, que la plupart des seringues commerciales. Bien s'assurer qu'elle fait le vide en son intérieur, quand le piston est retiré (le retour brusque dudit piston, quand l'orifice a été au préalable bouché avec le doigt, prouve le vide complet). S'assurer aussi, que le liquide remplissant la seringue ne passe pas de l'autre côté du piston quand celui-ci est refoulé. Bout pointu, ovalaire ou conique, suivant les méats.

Il est très utile que le malade fasse une injection devant le médecin. Les nerveux doivent être assis sur le bord d'une chaise, un récipient étant disposé entre leurs jambes, pour recevoir le liquide. Insister sur ce fait banal, mais quelquefois oublié, que le malade doit toujours uriner auparavant. Qu'il fasse pénétrer le liquide doucement, sans à-coups, dans le canal, mais qu'il le fasse pénétrer en entier, sauf douleurs, cependant que le pouce et l'index de la main gauche fixent l'embout dans le méat, de telle façon, que celui-ci soit hermétiquement fermé. C'est là la seule petite difficulté de l'injection pour les débutants. Les positions bizarres, adoptées pour empêcher l'entrée du liquide dans la vessie, sont disgracieuses et inutiles, ce reflux étant presque impossible avec la contenance de la seringue et la résistance du sphincter. Ne pas oublier, un dernier lavage à canal ouvert destiné à nettoyer le méat.

Choisissons maintenant une *solution médicamenteuse*. A la période où nous en sommes, nous l'avons déjà dit, il est inutile de chercher des drogues compliquées, il est dangereux d'employer des doses fortes. Adoptons les plus populaires et les plus simples de nos antiseptiques, le permanganate de potasse ou la résorcine, et ordonnons-les, en injections, matin et soir, le premier à la dose de 20 ou 25 centigrammes pour un litre, le second à la dose de 1 ou 2 grammes p. 100. Il est bon de faire ces injections deux fois par jour, matin et soir, et chaque fois deux injections ; je veux dire, une première injection nettoyante, que le malade garde quelques secondes seulement, suivie d'une deuxième injection qu'il conservera de deux à trois minutes, rarement plus.

J'emploie couramment le permanganate de potasse et ne vois aucune raison de changer, bien que la résorcine, l'ichyol à 1 p. 100, les astringents légers, m'aient aussi donné de bons résultats. Le permanganate a contre lui sa couleur, et les taches qu'il laisse sur les doigts. Celles-ci peuvent être facilement nettoyées avec une cuillerée de solution concentrée de bisulfite de soude dans un demi-verre d'eau.

Il suffit en général de prolonger ces injections pendant dix à quinze jours, mais il est recommandable de ne pas les interrompre brusquement. Pendant cinq à six jours encore, le malade en fera une le soir, puis on l'autorisera à cesser.

2° Des grands lavages uréthro-vésicaux et de leurs indications. — Certaines conditions impliquent l'emploi systématique des grands lavages dans la période terminale de la blennorrhagie. Ce sont :

1° L'existence d'une uréthrite postérieure, prou·vée par la constatation des symptômes rappelés dans le paragraphe précédent (p. 89).

2° L'existence, démontrée par l'interrogatoire, d'une série d'incidents tendant à faire admettre la participation fréquente de l'urèthre postérieur au cours de la blennorrhagie.

3° En cas de doute, quand le malade *sait* faire les grands lavages, ou que le médecin peut s'en charger, il y a intérêt à les pratiquer de suite.

4° Enfin, si les injections prolongées quelques jours, paraissent sécher de façon insuffisante, même en l'absence de symptômes précis, on peut conseiller les grands lavages s'ils sont bien supportés.

Je ne reviens pas sur la technique des grands lavages suffisamment indiqués à propos du traitement abortif (p. 46). Je dirai seulement qu'en l'occurence, ils sont bien plus faciles à exécuter. L'inflammation étant à peu près tombée, les spasmes sont plus rares, l'introduction dans la vessie plus simple, les complications moins à craindre. Aussi les résultats, sauf traumatismes dus à l'inexpérience, en sont-ils généralement rapides et bons.

Le liquide de choix est encore le permanganate de potasse à dose faible (1 p. 3000 à 1 p. 10000). Cependant on a également essayé la plupart des liquides dont il fut question à propos des injections, sauf les astringents. Ils peuvent donner d'excellents résultats, dans les mêmes conditions que les injections, mais avec un redoublement de précautions et à doses tout à fait minimes. Le mieux est de s'en tenir au permanganate de potasse, quitte à le prolonger un peu plus longtemps. J'ai entendu souvent des confrères se déclarer satisfaits des résultats plus rapides obtenus par des grands lavages au nitrate d'argent à 1 p. 10000, ou le protargol à 1 p. 1000. En ayant également constatés, je les crois aisément, mais ne saurais conseiller leur emploi comme méthode habituelle.

§ 4. — PÉRIODE DE SURVEILLANCE ET DE GUÉRISON

Les injections ou grands lavages étant cessés, « s'il ne sort plus de sanie, lors tu pourras espérer le patient estre guéri », comme disait prudemment le bon Ambroise Paré. Mais cet espoir n'est pas encore une certitude, on ne saurait trop le répéter. Quelques jours de surveillance sont encore nécessaires, semés d'épreuves destinées à certifier la guérison... ou à faire tristement constater une rechute.

Pendant les quatre ou cinq jours qui suivront la cessation du traitement, le malade surveillera minutieusement son méat tous les matins, au réveil, et, en cas de goutte suspecte, la recueillera sur un linge très propre ou sur des plaques de verre, aux fins d'examen. Si tout va bien, on pourra tenter une première expérience, soit, suivant la méthode allemande, en instillant quelques gouttes de nitrate d'argent dans l'urèthre, soit, plus simplement, en autorisant le malade à rompre avec tout régime et à absorber systématiquement quelque boisson défendue, la bière particulièrement. Je me contente la plupart du temps de cette dernière épreuve et, quand un de mes blennorrhagiens, convenablement gorgé de bière pendant deux ou trois jours, n'a pas vu réapparaître la moindre goutte suspecte, je le considère vraisemblablement comme guéri. Libre à lui de pousser l'expérience plus loin, et de demander à l'épreuve génitale un certificat plus sûr encore ; c'est là un moyen de contrôle excellent, mais immoral, que le médecin peut indiquer, mais non conseiller ! En tout cas, que le malade se munisse d'un solide préservatif, ne fut-ce que pour écarter l'idée d'une réinoculation, en cas de rechute.

Ces épreuves, quelles qu'elles soient, doivent être subies, pour avoir le droit de déclarer la maladie terminée. Toutes ces précautions peuvent paraître excessives, ou même puériles. Elles sont au contraire nécessaires, et tous ces détails ont leur importance. Les guérisons complètes seraient bien plus nombreuses, si elles étaient toujours observées. Il est trop fréquent de voir un malade qui s'injecte à tour de bras se déclarer guéri, bien souvent avec l'assentiment de celui qui le soigne. Il n'est de guérison que celle qui est certifiée par la reprise de la vie normale, avec toutes ses habitudes, bonnes et mauvaises, ces dernières sagement endiguées par les souvenirs des mauvais jours qui viennent de s'écouler.

1° Conduite à tenir en présence d'une rechute. — Une heureuse terminaison est habituelle chez ceux qui ont eu la patience de suivre jusqu'au bout les bons conseils de leur médecin. Mais il est malheureusement encore bien fréquent d'avoir à constater, lors des épreuves terminales, la réapparition d'une goutte matinale, ou même répétée pendant la journée. Sans présenter le volume et la couleur des gouttes du début, celles-ci sont cependant assez nettes ; et d'ailleurs, leur augmentation, dans une certaine mesure, la réapparition de quelques picotements dans le canal, obligent tout malade pas trop insouciant, à y prêter attention. Un examen microscopique est alors utile pour constater à quel point le pus, et quelquefois les gonocoques, sont revenus.

Est-ce déjà l'uréthrite chronique, la fatale goutte militaire, tant redoutée des blennorrhagiens? Non, pas encore. Il n'y a pas lieu de jeter le manche après la cognée, ni de laisser revenir l'écoulement. Encore moins faut-il se précipiter sur des remèdes violents ou adoptés au hasard. Quelque désagréable que soit cette constatation, il n'y a nullement lieu de désespérer. La médication devient évidemment

un peu délicate, mais quelques injections judicieusement choisies peuvent cependant tout arrêter en
quelques jours.

Encore faut-il choisir; et c'est là une très grosse
difficulté. Car les raisons qui militent en faveur de
telle ou telle injection reposent sur des bases bien
fragiles, je suis obligé de l'avouer. Une sorte d'instinct, basé sur la contemplation de multiples méats
suintants, supplée bien souvent à la faiblesse des
données scientifiques! La lecture des auteurs m'a
fait connaître que je n'étais pas le seul à faire pareil
aveu. Cependant, autant qu'il est possible de risquer
un conseil en pareille matière, et appelant à notre
aide les données cliniques et expérimentales, voici,
me semble-t-il, la façon la plus rationnelle de distribuer avec chance de succès la manne thérapeutique
aux urèthres encore purulents :

1er *cas*. La sécrétion est abondante, mais surtout
muqueuse. Dans la goutte gélatiniforme obtenue par
la pression nagent un assez grand nombre de filaments et de points blanchâtres qui lui donnent un
aspect opaque. Cet aspect ne varie pas les jours suivants, et le pus n'augmente pas de façon appréciable. Le microscope dénote, dans la goutte matinale
ou dans les filaments du premier jet d'urine, des globules de pus en forte proportion et un grand nombre de cocci, de streptocoques, de staphylocoques, de
diplocoques prenant le Gram. Pas de gonocoques.
Beaucoup de cellules épithéliales.

Cette forme d'écoulement est en général justiciable des médicaments dits *antiseptiques*. Si le permanganate à dose plus forte (0,50 p. 1000) ne donne pas de résultats, on peut essayer les sels de mercure, le sublimé, à 2 p. 1000, — l'oxycyanure à 1 p. 1000. L'emploi de ces sels demande une surveillance attentive, surtout le sublimé. Commencer toujours par des doses très faibles, et garder l'injection peu de temps. S'arrêter aux premiers signes d'irritation.

2e *cas*. La sécrétion est toujours *muco-purulente*, sans tendance à l'augmentation, mais persistante. Absence de cocci ou très peu. Pas de gonocoques. Grande quantité de globules de pus.

Ici les *astringents* sont recommandables, depuis les plus bénins : S. acétate de plomb à 2 p. 100, jusqu'aux plus vigoureux : alun, 0,50 p. 100 et sulfate de cuivre (0,25 à 0,50 p. 100) en passant par notre antique sulfate de zinc (0,25 à 1 p. 100), dont la vogue serait encore un mystère, si le parrainage illustre de Ricord n'était là pour l'expliquer. Cependant ne médisons pas trop. Lorsqu'une uréthrite est en excellente voie, que l'urèthre n'est plus du tout irritable, que les gonocoques ont complètement disparu, on avance certainement la guérison de quelques jours avec une injection légèrement astringente. Cesser également au premier signe d'irritation — et surtout ne pas prolonger inutilement.

3e *cas*. Enfin, la sécrétion consiste en une goutte,

petite, mais épaisse, jaune ou verte, à peine renouvelée pendant la journée, mais qui augmente peu à peu chaque jour et d'autant plus vite si le malade commet quelques excès de régime — beaucoup de pus — peu de cellules épithéliales — quelques gonocoques, rares, mais indubitables, dans le pus ou les filaments de l'urine.

Si l'on ne veut pas continuer le permanganate, en variant les doses, on peut essayer *les sels d'argent*. Dans le cas qui nous occupe, je ne conseille pas le nitrate, d'un maniement trop délicat. Il est préférable de recourir au protargol, moins irritant. Pendant quelques jours, le malade fera matin et soir quelques injections avec une solution à 1 p. 100 et chaque injection sera gardée, si possible, plusieurs minutes, comme j'aurais l'occasion de le redire. Un retour plus ou moins appréciable d'écoulement est la conséquence ordinaire de cette médication. On peut la prolonger dix à quinze jours avant de la cesser. Si, à ce moment, les gonocoques ont disparu, on peut achever l'assèchement avec une injection astringente ou de l'ichtyol.

Tels sont les conseils auxquels, en toute sagesse, nous devons nous borner. Inutile d'ajouter qu'il ne faudra pas continuer indéfiniment ces injections, quelles qu'elles soient ; là, comme ailleurs, après dix à quinze jours de traitement, je conseille d'observer la loi de décroissance graduelle dans le nombre et l'intensité des injections, les résultats étant bien souvent compromis par un arrêt trop brusque du traitement.

2° Conduite à tenir en présence d'une guérison. — Quand un blennorrhagien, ayant cessé tout traitement depuis plusieurs jours, a repris un régime normal, bu de la bière et fait quelques excès, il est d'usage, et avec raison, de le déclarer guéri. Il est cependant préférable, surtout dans certains cas particuliers (mariage prochain, par exemple), d'examiner à diverses reprises au microscope le liquide qui suinte encore un peu le matin, ou les filaments péchés dans le premier jet d'urine. En général, ceux-ci sont constitués par du mucus, dans lequel nagent des cellules épithéliales en plus ou moins grand nombre, quelques cocci inoffensifs, et, souvent, de-ci et de-là, quelques rares globules de pus. Faut-il aller plus loin? Faut-il poursuivre encore ce dernier vestige de l'inflammation, chercher des injections nouvelles, instiller, etc.? Je réponds non, sans la moindre arrière-pensée. D'abord parce qu'une expérience suffisante me permet d'affirmer la vanité de pareille poursuite; ensuite parce qu'on risque surtout de réveiller l'irritation et de prolonger ce stade suintant, spontanément curable et d'ailleurs sans aucune importance.

Il y a à cette prolongation inutile du traitement un autre danger. On fait des névropathes, la chose est certaine. Dans l'immense légion des monomanes de

la goutte, il en est un grand nombre dont l'idée fixe
date de cette période. Ils ont pris l'habitude de col-
ler l'exsudat matinal sur un linge, d'uriner dans un
verre à analyse, de numéroter leurs filaments; et
tant que le canal est un peu humide, tant que le
moindre serpentin muqueux trouble la limpidité de
l'urine, ils se refusent obstinément à cesser la médication, variant les injections, essayant toutes les
spécialités, ou cramponnés quotidiennement à la
sonnette de leur médecin qui doit quelquefois reconnaître en toute humilité qu'il a été un peu l'auteur
inconscient de cet état d'intoxication.

Donc, n'exagérons rien. Tâchons surtout d'obtenir du malade qu'il conserve pendant le temps voulu
la chasteté, base de toute thérapeutique ; mais
sachons aussi la rompre à temps, car rien ne vaut la
reprise de la vie normale, pour prouver au malade
une bonne guérison.

ARTICLE II

MÉTHODE ANTISEPTIQUE OU SUPPRESSIVE

Sous ce nom, on comprend l'ensemble des procédés qui visent à la guérison de la blennorrhagie,
quelle que soit sa période, par la destruction immédiate de l'agent microbien, à l'aide de solutions
antiseptiques ou cautérisants, qu'elles soient employées en injections ou en grands lavages.

Le traitement systématique de la blennorrhagie

par les injections a eu de tous temps des partisans ; et leur vogue s'est accrue, au siècle passé, de l'appui donné par Ricord, en France, par Neisser, en Allemagne. Aussi la matière est-elle abondante sur ce point. Chaque jour voit éclore, sous un patronage quelconque, scientifique ou autre, de nouveaux procédés de traitement, tous très radicaux, par les injections. C'est pourquoi s'impose, dans ce chapitre tout particulièrement, la nécessité d'une sélection rigoureuse. Parmi ces procédés, j'ai choisi ceux, dont une recommandation scientifique indiscutable ou une expérience suffisamment prolongée, personnelle autant que possible, autorisait la présentation, au moins à titre d'essai. Ce faisant, j'ai systématiquement éliminé les vogues passagères et les succès insuffisamment prouvés. Ainsi allégé, ce chapitre peut se diviser en deux paragraphes essentiels, traitant :

1° De l'emploi des injections :

    a. de sels d'argent ;

    b. astringentes ;

    c. antiseptiques.

2° De l'emploi des lavages uréthro-vésicaux.

§ 1. — LES INJECTIONS DANS LA MÉTHODE SUPPRESSIVE

N'oublions pas qu'il ne s'agit plus ici de faire de l'abortion, mais de traiter régulièrement la blennorrhagie. Celle-ci n'est plus à son début, mais à la période d'état ; disons, pour préciser les idées du cinquième au quinzième jour. Il est bien entendu qu'il s'agit ici de blennorrhagies classiques, bien coulantes et honnêtement douloureuses, mais sans complications ni symptômes excessifs . Quand ceux-ci surviennent à cette période, quand l'inflammation est suraiguë, la verge congestionnée, l'écoulement hémorrhagique, les mictions impérieuses, les partisans les plus déterminés des méthodes antiseptiques reconnaissent le danger ou l'impossibilité de son emploi en pareil cas.

1° **Injections de sels d'argent.** — C'est là une méthode essentiellement allemande, préconisée et employée depuis de longues années par Neisser, Jadassohn et leurs élèves. Elle n'est cependant pas inconnue en France, et nombre d'auteurs, après essais, ont eu l'occasion d'en parler dans leurs ouvrages. Leurs appréciations sont en général péjoratives, correspondant en cela à l'opinion de la plupart des praticiens qui, chez nous, ont voulu l'essayer. On peut dire sans exagération que cette méthode, appliquée à la blennorrhagie aiguë, est à peu près condamnée en France.

Et cependant, lorsque des observateurs aussi expérimentés et aussi minutieux que Neisser et Jadasshon affirment les bons résultats obtenus par eux, on est obligé d'admettre la réalité de leurs dires. D'autant que ces assertions sont corroborées par tous ceux de leurs élèves qui imitent leur exemple, après avoir suivi leur enseignement. Depuis longtemps déjà, à la suite de quelques voyages en Allemagne, j'avais pensé qu'il y avait simplement malentendu entre l'école de Breslau et nous, malentendu explicable par ce fait qu'il n'y avait aucune espèce d'analogie entre leur façon d'administrer les sels d'argent et la nôtre. En réalité, nous ignorons la plus grande partie des détails de la technique neisserienne, toute faite de minutie, ou bien la connaissant, nous ne l'appliquons pas avec toute la rigueur allemande. Or, il s'agit ici de sels caustiques, et la délicatesse du doigté est la condition nécessaire des réussites. De cette différence dans l'application naît la différence dans les résultats ; et j'ai lu bien souvent des critiques d'autant plus injustifiées qu'elles n'étaient explicables que par la connaissance insuffisante de la véritable méthode.

Je pourrais répéter ici, en sens inverse, ce que j'ai dit à propos de la médication balsamique. Nous connaissons aussi mal la méthode antiseptique des Allemands, qu'eux, de leur côté, ignorent les grands principes de notre méthode expectative. Je fais le souhait un peu ambitieux que ce petit ouvrage serve de point de départ à des essais plus étudiés et à une entente cordiale sur ce point.

Cet exorde n'implique aucunement une approbation absolue de cette méthode ; et, tout en la décri-

vant, aussi complètement que possible, j'exposerai
à la fin du chapitre les restrictions ou les critiques
que son emploi m'a suggérées.

Le principe essentiel est d'ordonner les injections
dès l'arrivée du malade, quel que soit le moment de
la maladie, quel que soit l'allure de l'écoulement, les
cas suraigus étant mis à part. Mais il est nécessaire
d'insister sur les détails et de préciser quelques
points relatifs à l'instrumentation et à la technique à
employer.

A. INSTRUMENTATION ET SOLUTIONS. — Il n'y a pas de
sels véritablement spécifiques. Je redirai ici une fois
de plus que le meilleur sel est celui que l'on connaît
le mieux. Mieux vaut donc choisir les plus usités
dans la pharmacopée étrangère, où, depuis l'antique
nitrate, les dérivés argentiques ont pullulé. Citons le
protargol (albuminate d'argent), qui, depuis longtemps, a franchi la frontière, l'argonine (caséinate
d'argent), et l'ichtyargan (combinaison d'ichtyol et
d'argent). Reste encore la largine, l'argentamine,
etc. ; mais n'englobons pas trop.

Pour un spécialiste expérimenté, le choix du
sel n'a pas une importance primordiale. En graduant la dose, j'aurai l'occasion de le redire, on
obtient avec n'importe quel sel des effets calmants, cicatrisants ou cautérisants. Cependant les
uns sont d'un maniement plus facile que les autres ;
le protargol et l'argonine, par exemple, mieux

que le nitrate ou l'ichtyargan. Les doses varient, en moyenne :

pour le nitrate d'argent . de 0,02 p. 100 à 0,10 p. 100
— protargol . . . . de 0,50 p. 100 à 2   p. 100
— argonine . . . . de 1   p. 100 à 3   p. 100
— ichtyargan . . . de 0,10 p. 100 à 0,25 p. 100

Les auteurs n'emploient pas habituellement les solutions froides. Ils préfèrent les solutions tièdes, ou chaudes, ou même très chaudes (Neisser). Jadassohn pense que l'eau froide produit des spasmes de la muqueuse et gêne la libre introduction du liquide dans l'urèthre.

Le choix de la seringue a une certaine importance. Adopter de préférence une seringue à bout conique, mais aussi peu pointu que possible, de façon à en laisser pénétrer dans le canal le minimum. Laissez de côté les seringues contenant moins de 10 centimètres cubes. Il est nécessaire que le canal soit, non seulement imbibé, mais encore légèrement distendu. Il faut donc que la contenance de la seringue soit de 12 à 15 centimètres cubes environ. Non que le malade doive s'efforcer d'introduire de prime abord pareille quantité ; bien au contraire, les premières injections doivent être modérées, sans violence, réduites à 8 ou 9 centimètres cubes ; puis la pénétration devient plus facile par la suite et les injections plus complètes.

Le médecin doit s'assurer de tous ces détails et habituer lui-même le malade au maniement de l'ins-

.trument, devant lui, jusqu'à certitude de la bonne exécution.

B. TECHNIQUE ET PRÉCAUTIONS A PRENDRE. — Il est essentiel de choisir au début une *solution* appro·priée à l'état du canal. Celui-ci étant toujours, à cette période, assez irrité, il faut préférer les doses faibles, quitte à en élever rapidement le titre si celles-ci sont bien supportées.

On peut aussi employer deux solutions : la pre·mière, faiblement dosée, sera utilisée par le malade lui-même, la seconde, plus forte, sera injectée par le médecin, qui sera aussi juge du temps pendant lequel on peut la garder sans danger.

Il en est de même de la *quantité de liquide* à injecter, minime d'abord, plus grande ensuite, jus·qu'à distension douloureuse exclusivement. Il en est encore de même du *temps* pendant lequel on doit garder l'injection. Au début, on ne peut la conserver bien longtemps. Mais, dès le second jour, il est pos·sible de la retenir *cinq minutes* dans le canal, et ce temps est nécessaire pour la bonne imprégnation de la muqueuse.

Cette imprégnation sera d'autant meilleure, que l'on aura d'abord fait une première injection nettoyante, qui sera rejetée de suite, sans la garder.

Il est de toute nécessité de *répéter plusieurs fois* par jour ces injections ; c'est là le point sur lequel tous les auteurs allemands s'entendent. Les deux injections matin et soir sont insuffisantes. Il faut les répéter plusieurs fois par jour, toutes les quatre ou cinq heures environ, si toutefois la susceptibilité du canal ne s'y oppose pas. On fera la première injection le plut tôt possible le matin, de même que l'on fera la dernière le plus tard possible le soir. Il n'est pas défendu de s'offrir une injection supplémentaire, si l'on se réveille au milieu de la nuit.

Telle est la pratique habituelle de Jadassohn, au début du traitement. Celle de Neisser diffère quelque peu : d'après lui, trois injections par jour peuvent suffire, les deux premières pratiquées par le malade à l'aide d'une solution faible, la troisième faite le soir par le médecin lui-même et conservée, si possible, une demi-heure. C'est ainsi que Neisser emploie volontiers pour les deux premières injections la formule :

```
Protargol. . . . . . . . . . . . . . .    0,25 centig.
Antipyrine . . . . . . . . . . . . . .    3 grammes.
Eau distillée . . . . . . . . . . .    100      —
```

et pour la troisième :

```
Protargol. . . . . . . . . . . . . .    3 grammes.
Antipyrine . . . . . . . . . . . . .    5      —
Eau distillée . . . . . . . . . . .    100      —
```

Ceci n'excluant d'ailleurs aucun autre sel, et pouvant, au besoin, alterner avec eux[1].

___

[1] Je crois que l'on peut supprimer l'antipyrine sans inconvénients. Il est bon d'ajouter un peu de glycérine (3 à 5 grammes p. 100) à la solution.

Le traitement étant donc ainsi institué, *comment doit-il être continué ?* En présence des éventualités qui peuvent survenir, quel doit être le rôle du médecin ? Nous allons envisager aussi schématiquement que possible les *différents cas :*

a. Les doses ont été bien choisies ; après l'inévitable réaction des premiers jours, la congestion inflammatoire et l'écoulement s'atténuent, les gonocoques disparaissent du sixième au douzième jour. Augmenter alors un peu la dose moyenne, à laquelle on est arrivé, pendant huit jours encore, puis diminuer peu à peu, et l'intensité de la solution, et le nombre des injections. La guérison, prouvée par la provocation au nitrate, doit être complète vers la quatrième ou la cinquième semaine.

b. La dose a été bien supportée, mais l'écoulement persiste toujours et les gonocoques ne disparaissent pas. Dans ce cas, il est nécessaire d'augmenter sérieusement la dose, jusqu'à la limite de l'irritation, pendant plusieurs jours, puis on diminue. On peut également changer de sel ; le nitrate peut réussir là où le protargol a échoué, et inversement. Mais il est bien préférable de ne pas abandonner le sel du début sans avoir tâtonné longuement, pour trouver la dose adéquate au cas du malade. Neisser ne craint pas en pareil cas de provoquer avec le protargol une exsudation purulente assez forte, voire même un peu sanguinolente, mais sans la prolonger. Puis il ramène le calme et achève la guérison avec du nitrate d'argent à 1 p. 4000.

c. La dose a été trop forte, et des signes évidents d'irritation surviennent. La congestion excessive qui en résulte est favorable à la pullulation du gonocoque (Jadassohn) et doit être évitée. Donc, diminuer la dose du sel, la quantité du liquide à injecter, et la durée des séances, puis continuer comme précédemment, et revenir doucement, si le gonocoque persiste, à des doses plus intensives.

d. Au cours de la médication, se manifestent des signes d'uréthrite postérieure, ou même de cystite. Ne pas cesser les injections (Neisser), mais établir concurremment le traitement de ces complications (bains de siège, suppositoires, etc.). Pour l'uréthrite postérieure, Jadassohn et Neisser la traitent par des instillations appropriées de sels argentiques — de préférence de nitrate d'argent de 1 à 2 p. 100 (Neisser).

e. Enfin, si dans les délais prévus, l'écoulement ne tarit pas, s'il réapparaît au moment de la cessation du traitement, reprendre le même genre de médication, mais changer le sel employé. On peut encore (Jadassohn) user de plusieurs sels à la fois, antiseptiques, astringents ou argentiques, faire dans la même journée une injection de protargol, une autre d'ichtyol, ou bien d'oxycyanure de mercure etc., etc. Quand on est arrivé à un asséchement apparent, continuer pendant longtemps encore les injections avant de cesser.

Dans ces cas tenaces, Neisser a obtenu quelques

bons résultats par l'emploi à dose faible des sels argentiques en lavages de l'urèthre antérieur, et quelquefois aussi en grands lavages.

Telle est, dans ses grandes lignes, la méthode allemande. On voit l'importance énorme accordée à la partie mécanique du traitement local, au choix des solutions, à la durée et au nombre des injections. Et ces détails doivent être très bien connus de ceux qui voudront l'essayer, ou la juger.

Par contre, il n'est nullement question du traitement interne. Les balsamiques sont ignorés ou méprisés. Neisser les considère même comme dangereux, parce qu'ils atténuent les symptômes, sans les guérir, et empêchent ainsi les malades de recourir au traitement local. Et le maître de Breslau considère comme un danger social ceux qui les préconisent, aussi bien que les lanceurs de spécialités de ce genre !

2° Injections astringentes. — Toutes les solutions astringentes peuvent rapidement atténuer, quelquefois même faire disparaître, un écoulement, momentanément du moins. Ce résultat apparent est très recherché des malades. D'où la vogue et le nombre de ces solutions, et des spécialités auxquelles elles ont donné naissance. Rappelons, entre autres, le sulfate de zinc à 1 p. 100 ou 200, l'alun à 1 p. 200, le sulfate de cuivre à 0,25 p. 100, le sulfate d'alumine, le tanin et le sous-nitrate de bismuth à 2 p. 100.

Sans être le père de ce procédé, Ricord fut son vrai parrain et le préconisa avec énergie. De cette époque date la vogue du sulfate de zinc, dont il est fait aujourd'hui un usage aussi immodéré. Nous nous en voudrions de ne pas évoquer la vénérable formule, dite du Midi, ou de Ricord :

Sulfate de zinc	1	gramme.
Acétate de plomb.	2	—
Laudanum de Sydenham	4	—
Teinture de cachou	4	—
Eau distillée	200	—

Ces injections sont faites trois fois par jour, et gardées environ trois minutes, à l'aide d'une seringue ordinaire, c'est-à-dire d'une contenance de 6 centimètres cubes environ. Ces injections sont répétées jusqu'à cessation absolue de l'écoulement, puis diminuées progressivement avant d'être supprimées. Ricord combinait les doses très élevées de balsamique à cette médication locale.

3° Injections antiseptiques. — Dans les mêmes conditions, Jadassohn a obtenu de très bons résultats avec l'*ichtyol,* à la dose de 1 à 5 p. 100, en injections plus ou moins fortes, suffisamment prolongées et répétées.

Les *sels mercuriels* ont été aussi expérimentés, le sublimé, à la dose de 1 p. 1 000 environ (Desnos), l'oxycyanure (1 p. 1 000) et le cyanure de mercure (5 à 10 p. 1 000). Enfin, parmi les antiseptiques les les plus ordonnés, sinon les plus étudiés, citons la

résorcine (2 p. 100) et le *permanganate de potasse*
(0,25 centigrammes à 1 p. 1000). Sur dix ordonnances prises au hasard, j'en trouverais certainement six qui prescrivent matin et soir une injection
de l'un de ces sels, le dernier surtout, sans que l'on
ait souvent précisé la durée de l'injection et le temps
pendant lequel on doit s'y soumettre. Je dirai tout à
l'heure, en appréciant ces diverses méthodes, sous
quelles conditions la résorcine et le permanganate
sont susceptibles de donner d'heureux résultats.

§ 2. — LES LAVAGES URÉTHRO-VÉSICAUX DANS LA MÉTHODE SUPPRESSIVE.

On peut également tenter la guérison de la blennorrhagie, même à cette période, par les grands
lavages au *permanganate de potasse*. La technique
est à peu près la même que celle du traitement
abortif, avec cette différence que les doses doivent
être plus faibles au début. On doit faire deux lavages
par jour, jusqu'à sédation de l'écoulement et disparition des gonocoques. Un seul lavage suffit alors,
et ce lavage doit être continué longtemps encore
après la guérison apparente. Cette limite est assez
vague. Une statistique de Ilogge (avril 1897) portant
sur 60 cas, déclare 11 cas de guérison complète en
vingt jours, et 13 en cent jours environ, les autres cas
étant compris entre ces deux extrêmes. Janet affirme
la guérison fréquente en quinze jours, mais aussi

l'obligation où il fut souvent de prolonger les lavages pendant deux ou trois mois. Les statistiques de Noguès, de Guiart signalent un assez grand nombre de complications, beaucoup d'ennuis et une majorité d'insuccès, quand les lavages étaient commencés après le quatrième jour de la blennorrhagie.

On a également essayé les grands lavages au *protargol*, à la dose de 1 p. 1000 et 1 p. 2000. Quand ils sont bien supportés, la disparition des gonocoques est assez rapide; deux lavages par jour suffisent; trois sont encore préférables. Mais il persiste long-temps après un suintement purulent désagréable, et sujet quelquefois à des retours offensifs.

Duhot a obtenu d'excellents résultats avec l'ich-tyargan employé en grands lavages à la température de 35°. Il conseille de commencer par des doses faibles, 1 p. 4000 environ, pour augmenter peu à peu jusqu'à 1 p. 1000, au fur et à mesure de la disparition des phénomènes inflammatoires (*Annales de la Policlinique Centrale de Bruxelles*, 1901).

Parmi les *sels mercuriels*, le *cyanure* est le seul qui ait été étudié avec quelques détails (Escat, *Association française d'Urologie*, 1898). On commence par 1 p. 1000 pour s'élever peu à peu à 5 p. 1000, jusqu'à production d'une sécrétion séro-hématique abondante, peu purulente, plus ou moins épaisse. Cette irritation se calme d'elle-même, après cessation des injections, en huit ou dix jours, et la gué-rison s'ensuit. Sur 12 cas traités à cette période,

Escat est arrivé 9 fois à une guérison rapide, dans les délais normaux.

§ 3. — Appréciation de ces diverses méthodes

Comme je l'ai déjà dit, je m'en suis tenu dans cette énumération aux méthodes les plus connues, je les ai à peu près toutes expérimentées, les unes avec une conviction que les événements n'ont pas toujours justifiée, les autres à titre d'essais, que je certifie impartiaux.

La première réflexion, née de ces essais, sera la suivante : En présence d'une blennorrhagie à la période d'état, le praticien non habitué au traite-ment dit antiseptique, aura tout intérêt à s'en tenir à la vieille méthode opportuniste, précédemment décrite. Avec les injections, on peut obtenir plus ou moins vite une amélioration locale assez considé-rable, mais la guérison se fait attendre indéfiniment lorsqu'on se contente d'ordonner banalement une injection matin et soir à l'aide d'un sel quelconque, arbitrairement dosé, et dont l'effet n'est pas sur-veillé. Ce qui est justement très tentant, et en même temps très dangereux, dans l'emploi de ces injec-tions, c'est l'amélioration immédiate, assez rapide, obtenue par le malade. Que l'on poursuive sans imprudence pendant huit à dix jours encore, et la sécrétion, à peu près tarie, se réduit à une goutte matinale. C'est là ce que le malade qualifie habituellement de guérison. C'est encore sur ces pseudo-succès que spéculent les spécialistes d'urinoirs, lorsqu'ils promettent les guérisons infaillibles en huit jours à l'aide de telle injection plus ou moins végétale, laquelle contient pour le moins du sulfate de cuivre. Je ne saurais trop engager mes confrères à être très difficiles en matière de certificat de guérison. Que de fois m'est-il arrivé de voir revenir, dans mon cabinet, un malade à qui j'avais ordonné dix jours auparavant une série d'injections. Très régulièrement ce malade célébrait sa guérison et me couvrait d'abondantes louanges. Et si, malgré mes protestations, ledit malade abandonnait vingt-quatre heures son traitement, une belle goutte verdâtre rapidement survenu le rappelait ·à la sagesse et à son médecin. Je reconnais qu'il faut presque du courage pour résister à l'envie de donner des injections en tous temps. Et c'est une confession que je fais là, car, pendant mes premières années d'installation, j'ai systématiquement traité de cette façon, sans employer, peut-être, je dois le reconnaître, la technique rigoureuse que j'ai suivie plus tard. Et quand j'ai fait mon bilan, marqué d'un certain nombre de belles guérisons, j'ai trouvé une majorité indéniable de suintements indéfiniment conservés, de récidives sans cause et de gouttes militaires. Certainement, ceci implique en quelques cas la défectuosité de la méthode. Mais le défaut de surveillance, l'ignorance ou la mauvaise appli-

cation de la technique sont des facteurs, qui, à mon
sens, jouent un rôle incontestable dans ces insuccès.

Donc j'ai longuement employé autrefois les antiseptiques et les astringents. Les sels d'argent m'ins-
piraient alors quelque respect, ayant la vague
sensation que j'ignorais leur maniement; mes essais,
à ce point de vue, sont plus récents, et j'en parlerai
en dernier lieu.

Le *permanganate de potasse* employé à dose
faible d'abord (0,20 p. 1000) puis peu à peu augmentée, m'a presque toujours donné, sans douleurs
et sans complications, des améliorations immédiates. Mais j'ai obtenu la vraie guérison dans les
seuls cas où j'avais ordonné trois ou quatre injections
par jour, et lorsque celles-ci ont été prolongées
suffisamment, c'est-à-dire longtemps après la guérison apparente. J'estime que ces injections purent,
en général, être cessées cinq à huit semaines après
le début de la maladie, temps sensiblement égal,
comme on le voit, à celui que nécessite la guérison
par le traitement opportuniste.

J'en dirais autant de la *résorcine* à la dose de
de 2 p. 100, qui peut donner les mêmes résultats
avec les mêmes précautions.

Il est regrettable que l'*ichtyol* soit un médicament
aussi sale, que ses taches et son odeur révélatrice
le fassent refuser par nombre de malades, car je le
considère comme le moins brutal des antiblennor-
rhagiens. Employé à 1 p. 100 en injections suffi-

samment répétées et prolongées, il calme.très vite les écoulements les plus abondants, même en pleine période de congestion. Plus tard, on élève la dose et l'on peut arriver à de vraies guérisons, mais à longue échéance, car le suintement persiste longtemps; en quelques cas, j'ai dû recourir au permanganate ou aux astringents pour sécher définitivement.

Je ne saurais parler des *sels de mercure*. Quelques cas où j'ai conseillé le sublimé m'ont été nettement défavorables. A dose ultra-faible, résultats nuls ; à dose thérapeutique (ou qui me semblait telle, 1 p. 5000 par exemple), douleurs, cuissons, écoulement et réveils inflammatoires. On ne peut conseiller ce genre d'essais, encore moins à la dose de 1 p. 1000, préconisée par quelques auteurs.

Je tiens à dire de suite, à l'égard des *astringents*, que j'ai une vieille rancune à satisfaire. Sur la foi des traités, j'ai très souvent ordonné autrefois les préparations de ce genre, plus ou moins calquées sur celle de Ricord. En général, elles n'étaient pas supportées, et j'ai sur la conscience un certain nombre d'orchites et de cystites dont mes malades leur sont, je crois, redevables. Graduant les doses, j'ai réussi à les faire accepter fort longtemps, sans m'en féliciter davantage pour cela. Il est exact que, lorsqu'un malade héroïque a réussi à conserver pendant deux ou trois minutes matin et soir une injection d'un sulfate quelconque, le canal en est quelque peu séché. Mais ce résultat artificiel ne m'a jamais paru solide, en ce sens que la cessation était régulièrement accompagnée d'une rechute plus ou moins apparente. Par contre, la vérité m'oblige à reconnaître que, sur la fin des écoulements, lorsque tout gonocoque a disparu depuis longtemps, et qu'il persiste un suintement grisâtre, un peu purulent et amicrobien, ces injections, combinées ou non à d'autres (protargol, permanganate), amenaient rapidement la disparition de cet exsudat restant. Je crois que là se trouve, en certain cas, leurs véritables indications, beaucoup plus qu'à la période d'état.

J'ai depuis deux ans tenté le traitement par les *sels d'argent*. Est-ce le manque d'habitude, mais le *nitrate* ne m'a pas réussi, en général, et j'ai dû plusieurs fois l'abandonner. Quelques rares essais avec l'*argonine* et l'*ichtyargan* ne méritent qu'une mention. Par contre j'ai souvent ordonné le *protargol*, dans des cas assez nombreux où j'ai pu suivre le malade jusqu'à terminaison. Avec du bon protargol, bien préparé, bien dosé, j'ai eu d'excellents résultats, je veux dire la diminution rapide de l'écoulement et des gonocoques, leur disparition dans la quinzaine et la guérison, prouvée par les épreuves après cessation du traitement, en quatre ou cinq semaines, une ou deux semaines plus tôt (en moyenne) qu'avec le permanganate de potasse. Mais je répète, au risque d'être taxé de rabachages, que ces résultats ne sont possibles qu'avec l'observation *minutieuse* des règles édictées par Neisser et

Jadassohn, tant à propos des doses que de la durée ou du nombre des injections. Il faut donc un malade patient, sachant s'injecter et pouvant être surveillé à la convenance du médecin. J'ai employé le protargol, mais je ne doute pas qu'avec n'importe quel autre sel d'argent on ne puisse arriver à de pareils résultats, après quelques inévitables tâtonnements.

Restent les *grands lavages*. Je reconnais en toute humilité n'avoir essayé que le permanganate de potasse ; et encore dans certains cas bien déterminés. En principe, je ne vois pas l'indication des grands lavages en pleine période d'état de la blennorrhagie. Par contre, je vois très bien leurs dangers, ayant soigné un grand nombre d'épididymites, cystites et prostatites, déterminées par l'emploi maladroit ou abusif desdits. Jamais je ne les donne à un malade qui coule fortement. Quand j'ai voulu les expérimenter, j'ai toujours commencé par diminuer autant que possible la sécrétion du canal antérieur ou des injections faites suivant les règles. Après quoi je passais au grand lavage, pourvu que le malade pût les faire exécuter par un praticien exercé. Dans ces conditions, j'ai eu de très bons résultats, certainement plus rapides qu'avec les seules injections. Mais une main habile est nécessaire. Sinon, mieux vaut continuer les injections, fortement combinées aux balsamiques, s'il survient des menaces d'uréthrite postérieure ou de cystite.

CHAPITRE III

BLENNORRHAGIE CHRONIQUE DE L'URÈTHRE

On sait avec quelle mélancolie Ricord entrevoyait son existence future dans les enfers. « Je sais bien le supplice qui m'y attend, disait-il, c'est de me voir entouré de blennorrhéens, m'obsédant de leurs lamentations et de leurs instances pour obtenir la guérison. » Il est vraisemblable que Ricord avait eu dans son cabinet de consultant un aperçu de cet enfer ; et son amertume était certainement doublée de la constatation des maigres résultats obtenus en pareils cas. Je crois que cette mentalité, faite de résignation et de scepticisme, est celle de tous mes confrères spécialisés, qui, grâce aux goutteux militaires et aux névropathes génitaux, font chaque jour sur cette terre quelques heures de purgatoire. Mais j'ai aussi la conviction que ceci nous sera compté plus tard et nous sauvera des flammes éternelles, auxquelles Ricord a dû certainement échapper. Et ce sera justice, car je ne connais rien de plus décourageant que cette longue théorie de vieux blennorrhagiens, vrais ou faux, qui se suivent quotidiennement à nos consultations, trayant d'une main experte la goutte à peine visible sur laquelle s'hypnotise pour l'instant toutes leurs facultés.

Nul ne conteste la fréquence de cette tenace affection, et l'on a donné de cet état de choses de multiples explications qui, toutes, ont une part de vérité. Pour ma part, je les résumerai très simplement de la façon suivante : La blennorrhagie chronique est une affection minime, désagréable, d'une ténacité souvent difficile à expliquer, et dans laquelle il y a disproportion évidente entre le peu d'importance des symptômes, d'une part, et, d'autre part, le temps et la délicatesse exigés par le traitement. En sorte qu'il faut au malade beaucoup de patience et de sagesse, au médecin beaucoup de science et de conviction, pour un résultat bien ingrat, souvent hypothétique et, en apparence, facile et insignifiant. Or il est bien rare de rencontrer toutes ces qualités réunies, soit chez le traitant, soit chez le traité.

Je ne veux pas mettre en doute la science des praticiens, bien que l'enseignement de cette thérapeutique soit vraiment difficile à l'hôpital ; mais je crois bien que la conviction leur fait souvent défaut. Tous les jours arrivent à nos consultations des blennorrhagiens notoirement purulents, expulsés de quatre ou cinq cabinets, où ils furent certifiés guéris, après un traitement généralement restreint, et ce, malgré leurs clameurs désespérées et leur goutte

encore bien visible. Avec quelques phrases réconfor-
tantes, on les expédie, en les qualifiant d'arthritiques,
et en les engageant à ne se priver de rien.

Je connais fort bien les raisons, très présentables
d'ailleurs, qui expliquent et excusent cet optimisme
voulu. Le médecin qui a, dans sa journée, à son actif
un accouchement, une fracture de jambe, trois bronchites et une fièvre typhoïde, sans compter les accidents du travail, ce médecin, dis-je, a bien le droit
de prêter une attention distraite au goutteux gei-
gnard, qui extrait un exsudat vaguement teinté de
son canal. Qu'il me soit cependant permis, sans vouloir poser au moraliste, de demander pour ce pauvre
goutteux, à défaut d'une thérapeutique quelquefois
difficile, un peu plus d'attention et quelques bons
conseils de prophylaxie et de morale.

Les dangers individuels et sociaux de l'uréthrite
chronique ne sont plus à démontrer. L'expérience
quotidienne nous montre tous les jours des prostatites,
cystites et rétrécissements, dont elle est cause. Mais
encore est-ce là un petit côté de la question. On ne
saurait trop répéter que le véritable danger est dans
la contamination de la femme, contamination bien
plus certaine encore s'il s'agit d'une nouvelle épou-
sée, pour qui le lavage vaginal est encore un mystère
ou même une défense d'origine confessionnelle.
Or il faut bien savoir que, pour la femme, la blennorrhagie est peut-être plus grave que la syphilis,
qu'elle occasionne avec beaucoup plus de certitude

les infirmités, la stérilité, et plus tard, les interventions chirurgicales, suivies ou non de succès. Le nombre des métrites post-matrimoniales, bénignement qualifiées de « fatigues du voyage de noce », est formidable. Et lorsque le mari est réduit à passer quelques mois ou même quelques années, auprès de la chaise longue de sa jeune femme, il a tout le temps de regretter son impatience et de maudire l'optimisme du médecin qui lui donna une autorisation prématurée. J'ai vu si souvent l'insignifiante petite goutte causer des désastres, que je mets aujourd'hui quelque insistance à demander un traitement rigoureux et beaucoup de prudence dans le diagnostic de la guérison.

Hors le temps et la patience, rien n'est possible en matière de blennorrhagie chronique. Telle est la notion dont tout malade doit d'abord être pénétré ; et c'est le rôle du médecin de lui faire comprendre cette nécessité, dès le début du traitement, sans pourtant le pousser à l'hypochondrie. Il est très mauvais de faire de l'optimisme, d'assurer la guérison dans un délai, quel qu'il soit. Car nous savons, par une expérience trop répétée, que la goutte matinale se joue de nos médications les plus savantes et de nos prévisions les plus justifiées. Laissez donc entrevoir, à côté de la guérison possible dans un délai fixé, un aléa que le malade doit admettre. En agir autrement, surtout avec un nerveux, est se vouer d'avance à des récriminations sans fin, à des accusations injustifiées, abondamment déversées par votre patient.

Une fois de plus, je dirai aussi qu'il ne faut pas se contenter d'un demi succès. Sécheresse momentanée ne signifie pas guérison. L'on doit exiger ici encore, avec autant de minutie que pour la blennorrhagie aiguë, les signes de vraies guérisons; et seules les épreuves cliniques et expérimentales, dont il a déjà été question (voir page 95) nous donneront cette certitude.

Tout ceci étant bien entendu, il ne reste plus qu'à se mettre à l'œuvre. Mais ce n'est possible qu'avec la connaissance exacte de l'ennemi que nous avons à combattre. C'est pourquoi *l'étude résumée de l'uréthrite chronique, de ses localisations, de ses formes, est la préface absolument nécessaire de l'enseignement thérapeutique* Et sans vouloir entrer dans des détails que ne comporte pas un ouvrage de ce genre, j'exposerai brièvement en deux paragraphes, tels que je les conçois :

1° La définition de la blennorrhagie chronique et son diagnostic;

2° Ses formes cliniques.

Je recommande sans réserve la lecture de ces deux paragraphes, de toute nécessité pour la compréhension du traitement. Il faut, en effet, ne pas être exposé à traiter ou même à entretenir par erreur un suintement quelconque. Et, d'autre part, le traitement de chaque forme, tout à fait différent suivant chacune d'elles, exige au préalable leur connaissance bien complète.

ARTICLE PREMIER

ÉTUDE CLINIQUE DE L'URÉTHRITE BLENNORRHAGIQUE CHRONIQUE

Pour affirmer une uréthrite chronique, un certain nombre d'éléments sont nécessaires:

a. L'interrogatoire doit établir l'existence antérieure d'une uréthrite d'allure gonoccocienne.

En l'absence de renseignements précis sur cette époque de la maladie, l'examen répété de l'écoulement peut encore déceler la persistance de quelques gonocoques.

b. La période de déclin est dépassée. Cette limite, loin d'être fixe, varie au contraire avec chaque cas, et surtout avec chaque traitement. En règle générale, un écoulement qui persiste, de deux à trois mois après le début, sans fautes thérapeutiques, sans causes d'exacerbation et malgré une sage hygiène, peut être considéré comme candidat à la chronicité.

c. La sécrétion, quoique atténuée, persiste cependant; le plus souvent sous forme d'écoulement visible et encore purulent, d'autres fois réduite à des filaments contenant des globules de pus.

Cette sécrétion implique forcément l'existence de lésions inflammatoires de la muqueuse, que ces lésions soient encore disséminées sur toute sa surface, ou bien qu'elles soient déjà localisées sur un ou plusieurs points du conduit uréthral ou de ses dépendances glandulaires.

Telle est, un peu allongée, la définition de l'uréthrite chronique. Cela suffit-il pour entreprendre un traitement? Non, car il est encore nécessaire d'éliminer certaines sécrétions plus ou moins analogues et qui pourraient être une cause d'erreur.

§ 1. — Diagnostic de l'uréthrite chronique

En premier lieu, il faut toujours *s'assurer*, par un interrogatoire très précis, *que cet écoulement n'est pas artificiellement entretenu*, que des fautes hygiéniques ou thérapeutiques ne sont pas la seule cause de cette persistance d'une secrétion qui ne demanderait qu'à guérir spontanément. Un questionnaire un peu délical, mais nécessaire, s'impose.

1° Il importe tout d'abord de savoir si le malade, profitant du retour des érections utilisables, n'a pas repris, partiellement au moins, les rapports sexuels. Il y a à cet état de choses un double danger. D'abord la congestion, compagne des coïts, renouvelle l'inflammation chaque fois et le travail imposé à cette muqueuse non réparée suffit à expliquer toutes les persistances.

Ensuite, j'ai remarqué la singulière, mais indéniable tendance du malade à retourner auprès de la femme qui lui avait donné sa chaude-pisse. Par quelles obscures raisons ce retour est-il guidé, je ne sais ; mais je l'ai constaté si souvent, que je considère maintenant comme aussi difficile de l'empêcher que de convaincre la victime de la maladie de ladite femme. Ces deux sentiments ont une commune origine : l'esprit humain a besoin de certitude ; la santé de la femme dont il abuse est pour l'homme article de foi, car il faudrait douter de ses antécédents, de sa propreté et peut-être de sa vertu. Mieux vaut ne pas attaquer pareille conviction et exiger simplement la chasteté jusqu'à guérison absolue.

Encore ne faut-il pas craindre d'entrer dans quelques détails. Sans avoir des rapports sexuels complets, bien des malades n'ont pas cessé de partager le toit et le lit de leur compagne ; ces cohabitations semi-platoniques, suivant la pittoresque expression de Diday, ne valent rien pour les fins de blennorrhagies ; les congestions prolongées ou entretenues, suivies ou non d'effets satisfaisants, sont une des meilleures conditions de persistance d'un écoulement qui est sur sa fin.

Donc, avant toute chose, on doit s'assurer que rien, dans la vie génitale du malade, n'empêche la guérison normale. Si un interrogatoire insidieux vous met sur la voie de fautes commises par le malade contre la morale et contre l'hygiène, commencez par obtenir d'autorité douze jours de repos absolu, loin des tentations de toute nature. Le malade sera bien souvent récompensé de sa sagesse par la disparition de l'écoulement, sans autre médication.

2° Mais ce n'est pas tout. Si l'abandon prématuré des règles hygiéniques a de déplorables conséquences, il en est de même de *l'exagération des soins médicaux* — et surtout de leur continuation alors qu'ils ne sont plus utiles. Un malade à qui l'on conseille, en fin de traitement, une injection antiseptique ou astringente, doit être prévenu qu'il faut l'interrompre dans un délai déterminé, même sil voit encore suinter un liquide louche au méat. Car il faut bien savoir que la seule irritation déterminée par cette injection suffit à entretenir ce suintement, lors même qu'il ne présente plus aucun caractère blennorrhagique, et qu'il ne demande qu'à sécher spontanément. Que de fois m'est-il arrivé, en présence d'un malade qui s'injectait à tour de bras, d'obtenir la guérison en quarante-huit heures par la seule cessation du traitement. Il n'est pas de spécialiste qui n'ait de succès de ce genre à son actif. J'ai souvenir, entre autres, d'un ami d'internat, qui, parti brusquement de Lyon, fut plongé dans le plus sombre désespoir, en constatant à l'arrivée à Paris qu'il avait oublié son injection et sa formule, fidèle compagne de tous ses déplacements depuis de longs mois. Le hasard fit que je mis quelque retard à faire l'envoi, et pendant ce temps, l'ami constatait avec une surprise mêlée de quelque joie, la diminution, puis la guérison de sa vieille goutte, guérison dont la solidité fut scientifiquement prouvée par toute une série d'épreuves, alimentaires et immorales.

Je voudrais rappeler à ce sujet une savoureuse anecdote contée par Diday lui-même (*Thérapeutique des maladies vénériennes*, 1876). Étant atteint depuis quatorze mois d'une goutte particulièrement résistante, alors qu'il était jeune docteur (1837), Diday l'avait traitée par « tous les moyens, patiemment et activement employés, de la médication locale » et sans résultats. Sur ces entrefaites, un voyage de dix jours à Marseille en plein mois de juillet, l'oblige à interrompre son traitement pour aller prendre un bain prolongé à chaleur méridionale. La guérison s'ensuit, tout à fait radicale. Et Diday, encore reconnaissant quarante ans plus tard, atteste dans son ouvrage le bienfaisant effet de la chaleur et des changements d'air sur les gouttes récidivantes. Que notre bon et illustre Maître me pardonne ! Mais qu'il me permette, à moi chétif, d'interpréter autrement les faits, et de croire que la cessation de la médication locale avait joué, dans la pathogénie de sa guérison, un rôle plus important que le soleil du Midi !

Le nombre des malades que j'ai ainsi rapidement guéri est déjà assez considérable ! Mais on ne saurait se douter de la difficulté que l'on a à faire accepter cette solution par certains malades. D'aucuns reviennent obstinément, deux ou trois fois par jour, tremblants d'espoir et de crainte, mais ne pouvant se décider à croire à une guérison si simplement obtenue. A ceux-là il faut sans balancer conseiller d'abord deux ou trois orgies consécutives puis, la reprise de toutes les habitudes génitales. La persistance de l'état normal finira par les convaincre et d'autres soucis les absorberont. Excellente manière de faire, mais qui a un défaut : c'est que ces jeunes gens se répandent plus tard au travers de leurs amis, affirmant d'un ton dégagé : « Moi, je me suis guéri avec une cuite, etc., etc. »

3° Ce n'est cependant pas la seule raison pour laquelle je conseille de suspendre toute médication avant de faire quelque examen que ce soit. Je reproche surtout à ces médications, souvent intempestives, *de masquer au praticien le véritable aspect de la maladie.* Celui-ci va procéder à un examen minutieux de l'appareil uro-génital, d'où dépendra l'institution d'un traitement, souvent long, toujours délicat. Il importe donc qu'il ait sous les yeux le tableau exact, précis, des symptômes, tels qu'ils sont au moment où on les recherche. Bien souvent, cet arrêt des injections est suivi de l'apparition d'un flot de pus ; il faut prévenir le malade de cette éventualité et lui démontrer en même temps que ceci n'a aucune importance, que ce fait se serait produit identiquement quelque temps plus tard, en un mot, que rien n'est plus néfaste que la politique de l'autruche qui consiste à se cacher le mal pour ne pas croire à la maladie. Donc, quels qu'en soient les résultats, cesser toute médication quelques jours avant l'examen, car il est de toute nécesité, pour instituer une médication, de savoir où en est la blennorrhagie abandonnée à elle-même.

L'examen ainsi fait permettra également d'éliminer certaines formes d'uréthrites non gonococciques, d'ailleurs très rares, compagnes de manifestations fébriles (oreillons, fièvre typhoïde, herpès, etc.) et, paraît-il, de quelques états constitutionnels (goutte, rhumatisme, etc.).

En l'espèce, je n'ai aucune expérience personnelle. Ou plutôt, des recherches poussées assez loin, suffisamment complètes, m'ont incité à considérer la plupart de ces uréthrites dites spontanées, comme des réinoculations du canal, consécutives à des poussées inflammatoires ou congestives de la prostate, touchée elle-même par d'anciennes blennorrhagies, et restée suppurante, quoique d'une façon latente, depuis cette époque. J'ai exposé cette manière de voir, déjà admise auparavant, par Finger et Jadassohn, au Congrès de Berlin, en 1904. Je n'insisterai pas davantage sur ces diagnostics très rares et délicats, dont l'étude critique est complètement faite dans l'ouvrage de Guiard (*Uréthrites chroniques*, 1898, p. 323).

§ 2. — Des formes anatomo-cliniques de l'uréthrite chronique

Quand je dirais que la rédaction de ce petit paragraphe m'a coûté autant de travail que le reste du volume, je n'étonnerais aucun de ceux qui, parmi mes confrères, s'y sont essayés. Que l'on arrive au bout de plusieurs années d'observations minutieuses à avoir soi-même une idée à peu près suffisante des multiples variétés de la blennorrhagie chronique, cela est possible; mais dès qu'il s'agit de préciser les raisons qui font soupçonner telle forme et instituer tel traitement, on s'aperçoit que l'impression et l'habitude jouent souvent le rôle essentiel. Et si l'on veut faire partager cette impression à d'autres, si l'on veut surtout se baser sur des symptômes simples, à la portée de tous, sans abuser des procédés très scientifiques, uréthroscopiques et uréthrométriques, l'on s'aperçoit de l'énorme difficulté de ce travail. Il faut colliger et suivre des centaines d'observations, puis les rassembler et les comparer pour trouver une formule qui se rapproche à peu près de la réalité clinique, et puisse servir de guide à une médication.

J'ai tenté ce travail, considérant qu'il était la préface obligée de toute étude thérapeutique, le fil conducteur qui nous permettrait d'éviter l'écueil ordinaire en cette matière, c'est-à-dire l'accumulation des formules et le vague des indications.

L'idéal serait évidemment qu'à chaque forme clinique ainsi reconnue puisse correspondre une médication particulière. Cet idéal, très beau en théorie, serait faux en pratique; cependant, je me suis efforcé de l'approcher, songeant que je m'adressais surtout à des médecins, dont l'esprit critique pouvait redresser ce que mes aperçus auraient de trop schématique, et reconnaître, parmi les multiples causes de chronicité, les secondaires et les dominantes.

Sur quoi baser cette classification à laquelle j'accorde une si grande importance? Sans la moindre hésitation, et d'accord en cela avec la plupart des auteurs actuels, je réponds que *la lésion anatomique du canal ou de ses dépendances est la seule base possible.* Autrement dit : en dehors de toute faute hygiénique ou thérapeutique, une blennorrhagie ne guérit pas, parce que persistent en divers points de la muqueuse uro-génitale, soit à la surface, soit en profondeur, des lésions en voie d'activité, susceptibles d'entretenir la purulence ou même de réinoculer le tissu voisin. « Connaître ces foyers localisés et circonscrits, pour les traiter suivant leurs variétés constitue le secret de la guérison de l'uréthrite chronique », a dit Luys avec beaucoup de justesse, et je ne saurais trop dire combien j'approuve ces paroles.

Je relègue au second plan l'élément microbien,

utile pour établir un diagnostic ou un pronostic, tout à fait insuffisant pour délimiter des formes cliniques et surtout les traiter.

Quant à l'état général, au « tempérament » du malade, je n'ai jamais observé qu'il ait sur l'évolution une influence appréciable. Je persiste à considérer l'arthritisme comme la providence des étiologistes dans l'embarras, et rien de plus.

Aussi me semble-t-il que l'heure est venue de rompre avec les classiques divisions d'autrefois, uréthrites gonococciennes, microbiennes, amicrobiennes, etc., et je crois même que l'on peut trouver mieux que l'antique scission en uréthrites antérieures et postérieures, qui ne correspond plus aux données actuelles. Les examens uréthroscopiques, trop vantés à certains points de vue, ont du moins permis de rapporter à leurs véritables causes les symptômes observés, et de connaître, dans toutes ses modalités, l'élément pathologique contre lequel on veut instituer une thérapeutique active. Entre les mains de Oberlander, Köllmann, Keersmackers et Verhoogen, Valentines, Luys, Cathelin, Asch, Wossidlo, Motz, Janet, etc., les uréthroscopes ont été des instruments de contrôle de premier ordre. C'est m'appuyant sur leur autorité, et aussi sur quelques recherches personnelles, que je crois pouvoir logiquement proposer une nouvelle division des uréthrites chroniques, division anatomo-clinique, basée sur la localisation des lésions pathologiques, et sur les symptômes qui leur sont particuliers ; tout en l'adaptant autant que possible aux exigences thérapeutiques qui sont en somme le but de cet ouvrage.

J'exposerai tout d'abord aussi brièvement que possible les *lésions de l'uréthrite chronique*, leurs localisations les plus habituelles, en un mot les formes anatomo-pathologiques de cette maladie. J'étudierai ensuite les *symptômes propres à chacune de ces formes*, forcément un peu artificielles, et m'efforcerai de montrer comment on peut cependant arriver à les identifier à l'aide de la clinique, aidée au besoin d'une instrumentation appropriée.

I. *Étude anatomo-pathologique de l'uréthrite chronique. Localisations habituelles des lésions.*

I. Avant tout examen plus approfondi, il est nécessaire d'inspecter soigneusement le méat et ses environs immédiats ; car il est bon de savoir qu'un certain nombre d'uréthrites chroniques n'ont d'autres raisons d'être que la présence dans cette région de *diverticules para-uréthraux, cryptes, faux-uréthres, et follicules glandulaires infectés*. Non guéris, parce que non traités, tous ces repaires microbiens sont l'origine de réinfections indéfinies : dans une première classe nous rangerons les uréthrites ainsi entretenues, cas simples, mais peu connus, ou plutôt auxquels on ne songe pas assez.

II. Dans une seconde classe, la plus nombreuse, se

trouvent les *uréthrites subaiguës*, encore récentes, ou récemment réchauffées, ce qui revient au même; états *intermédiaires* si fréquents de trois à six mois après le début de la blennorrhagie, dans lequel les lésions sont également éloignées des stades inflammatoires du début et de la période cicatricielle. C'est la *forme chronique superficielle* de Finger, le stade des *infiltrations molles* d'Oberlander, terme assez euphonique, et que nous adopterons, avec la plupart des auteurs. A cette période, l'inflammation peut évidemment être encore généralisée, et, à divers degrés, les tissus épithéliaux et glandulaires, les urèthres antérieurs et postérieurs, y participent plus ou moins. Cependant, dans la plupart des cas, on trouve déjà une tendance à la localisation des lésions, une prédominance pour tel ou tel élément anatomique, telle ou telle région. Nous attachant à ces prédominances, autant qu'il est cliniquement possible, nous pouvons donc distinguer plusieurs formes.

A. *Dans l'urèthre antérieur*, l'inflammation peut affecter de préférence, l'élément épithélial et interstitiel, ou l'élément glandulaire et lacunaire (glandes de Morgagni et glandes de Littre).

a. *Dans l'épithélium*, transformation progressive de l'épithélium cylindrique en épithélium plat, dissociation des cellules polygonales de la couche basale, multiplication des rangées cellulaires, infiltration plus ou moins abondante de cellules rondes, de globules de pus. Mêmes phénomènes d'infiltration et de vascularisation dans le stroma conjonctif, plus ou moins profondément.

b. Si elles sont prédominantes sur les *glandes de Littre,* les lésions sont les mêmes, envahissant d'abord le canal excréteur, érodé et béant, puis la glande et presque toujours le tissu péri-glandulaire. Pour être perceptibles cliniquement ces lésions doivent être arrivées à un certain degré d'abondance et d'intensité.

B. Concomitamment à ces lésions de l'urèthre antérieur, causes habituelles de la chronicité, il peut survenir sur l'*urèthre postérieur* des poussées inflammatoires, avec participation du *verumontanum* et des *glandes prostatiques.* En général éphémères, ces urétrites postérieures impliquent cependant une médication qu'il est utile de connaître.

III. Au fur et à mesure que les blennorrhagies vieillissent, deux transformations se produisent qui caractérisent essentiellement cette troisième classe : d'abord la *localisation de l'infiltration embryonnaire* plus profonde, il est vrai, mais circonscrite par plaques englobant à la fois les éléments interstitiels et glandulaires, enfin et surtout l'évolution lente de l'inflammation épithéliale dans le sens de la *transformation fibreuse.* L'épithélium superficiel est devenu tout à fait épidermoïdal, constitué par des cellules plates nucléées, faisant une sorte de couche kératinisée protectrice (Motz), de xérose

(Grunfeld), d'infiltration dure (Oberlander, Mena-
lem-Hodara, etc.), entre la lumière du canal et la
sous-muqueuse. Celle-ci est toujours infiltrée, par pla-
ces et de plus en plus profondément, mais les cellules rondes deviennent fusiformes et la substance in-
tercellulaire s'épaissit.

Suivant le degré de ce double processus infiltrant
et fibreux, suivant la localisation des lésions, les
symptômes sont assez variables pour permettre de
différencier quelques types anatomo-cliniques impli-
quant des indications thérapeutiques particulières.

A. A un premier degré les plaques fibreuses, leucoplasiques, sont rares ou superficielles, l'infiltration
est profonde et encore irritable ; l'inflammation a
envahi les lacunes de Morgagni et les glandes de
Littre, dont les conduits excréteurs déversent une
sécrétion bien minime, mais encore purulente,
cause première de la ténacité de l'affection. Autant qu'il est possible de faire des assimilations, il
me semble que c'est à cet ensemble de lésions que
furent appliqués les noms de forme *infiltrative*
(Wassidlo), *humide* (Menahem-Hodara), *glanduleuse*
(Oberlander).

B. A un degré plus avancé, la transformation
fibreuse, la *xérose* domine. Quelques glandes sont
encore en activité, mais le *tissu fibreux* a oblitéré
le conduit excréteur de la plupart d'entre elles — en
s'étendant le long de la muqueuse sous forme de
traînées leucoplasiformes — origine des rétrécisse-

FORMES ANATOMO-CLINIQUES DE L'URÉTHRITE CHRONIQUE

I. Uréthrites entretenues par des diverticulites ou des folliculites juxta-uréthrales.

II. Uréthrites subaiguës, relativement récentes. Formes catarrhales. Formes superficielles de Finger. Infiltrations molles d'Oberlander.

- **A.** Uréthrites localisées à l'urèthre antérieur.
  - 1° Formes à prédominance épithéliale ou interstitielle, sans localisations glandulaires appréciables.
  - 2° Formes à prédominance glandulaire.
- **B.** Uréthrites localisées à l'urèthre postérieur (concomitance habituelle avec la forme précédente).

III. Uréthrites anciennes, en voie de transformation fibreuse. Formes sèches. Formes profondes de Finger. Infiltrations dures d'Oberlander.

- **A.** Inflammations surtout localisées à l'urèthre antérieur.
  - 1er degré : forme infiltrative ou glandulaire avec persistance de glandulites et de périglandulites.
  - 2e degré : forme xérotique ou folliculaire, sèche, le tissu fibreux englobant les glandules, transformées en follicules clos.
- **B.** Inflammations localisées à l'urèthre postérieur et surtout aux glandes prostatiques.

ments futurs. C'est souvent un processus de guérison ; mais quelquefois aussi la rétention détermine une réaction inflammatoire dans le tissu périglandulaire, et le tout constitue un *follicule clos purulent*.

C'est à cet ensemble de lésions que l'on peut donner les noms de forme *leucoplasique, sèche* ou *folliculaire*.

C. Il se peut enfin que, à peine marquées ou guéries dans l'urètrhe antérieur, les lésions prédominent ou persistent en arrière du sphincter, dans les *glandes prostatiques* superficielles et profondes, dernier refuge habituel des séquelles blennorrhagiques. Et cette localisation nécessite une mention particulière, tant par sa physionomie clinique spéciale que par les particularités de son traitement.

Cette division devant nous servir de guide, je crois utile d'en réunir les éléments sous forme de tableau. Je regrette son apparente complexité, mais je ne crois vraiment pas qu'il soit possible de faire plus simple, si l'on veut envisager la blennorrhagie chronique dans son ensemble — et surtout si l'on veut apporter quelque ordre dans le fouillis des traitements proposés contre cette affection.

II. *Symptômes propres à chacune de ces localisations.*

Mais ces formes anatomiques n'ont de valeur qu'autant qu'il est possible de les différencier par

l'examen clinique. A chacune d'entre elles correspondent, en effet, un certain nombre de symptômes
que je résumerai aussi clairement, mais aussi suc-
cinctement que possible. Ne pouvant entrer dans
les détails que comporterait ce chapitre, je demande
quelque indulgence pour la sécheresse de cette énumération de symptômes et un peu de bonne volonté
pour leur compréhension.

**1° Uréthrites entretenues par les lésions juxta-uré-
thrales.** — Cette première forme est d'un diagnostic facile, car il suffit d'un examen minutieux du
méat et de ses environs. Encore faut-il y penser, car
ces pertuis sont souvent infiniment petits. A l'ins-
pection du méat, on découvre quelquefois de chaque
côté de ses lèvres, des rougeurs acuminées, dont
le sommet, percé d'un tout petit orifice, laisse sortir
par pression une infime goutte de pus ; les *folliculites* peuvent également siéger plus profondément.
Chez les *hypospades*, le faux-urèthre supérieur est
quelquefois profond et constitue un repaire pour
l'infection. Il faut aller plus loin et faire bailler les
lèvres du méat. Sur leurs parois, on peut voir de
petits pertuis, auxquels aboutissent des diverticules
plus ou moins longs. Toutes ces cryptes sont difficiles à désinfecter, ce qui explique nombre de récidives. On peut soupçonner leur présence, lorsque,
chez un malade aussi guéri que possible en apparence, l'écoulement revient sans causes appréciables,

à plusieurs reprises, avec abondance, et vite, soit six ou huit jours après la cessation de tout traitement. Dans ces cas, l'affection débute comme une nouvelle blennorrhagie, gonflement rouge du méat, sécrétion verte, épaisse, douleurs, etc.

2° Uréthrites subaiguës, catarrhales, superficielles de Finger (infiltrations molles d'Oberlander). — Nous allons rechercher quels sont les symptômes propres à chacune des formes anatomiques précédemment citées. Ce travail est possible, sinon facile, et en tout cas sa nécessité s'impose pour qui veut tenter une thérapeutique rationnelle.

A. Uréthrites a localisations antérieures. — Ces formes encore récentes, avons-nous dit, sont à *prédominance* interstitielle ou glandulaire.

a) *Uréthrites à prédominance interstitielle.* Dans ce cas, il y a persistance d'un *écoulement* muco-purulent, surtout visible le matin sous forme d'une forte goutte opaque, mais également appréciable pendant la journée, lorsque le malade n'a pas uriné de trois ou quatre heures. Cette goutte est facilement amenée par traction de l'urèthre antérieur. La tache faite sur le linge est verte au centre et empesée à la périphérie. L'écoulement est assez uniforme, sans à-coups ni rechutes très marquées, peu influencé par les excès, si ce n'est les excès génitaux et encore passagèrement.

Sensations variables suivant nervosisme (picotements, chaleurs, douleurs) particulièrement après les fatigues sexuelles ou les érections.

Le premier jet d'urine est trouble, riche en filaments lourds, opaques, multiples. Le reste plus clair.

Dans la *sécrétion*, l'examen microscopique montre des leucocytes en grand nombre, et des cocci de toutes sortes, quelquefois des gonocoques, quelques cellules épithéliales.

La sonde olivaire ne dénote guère que la sensibilité plus ou moins grande de la muqueuse de même que la palpation directe du canal.

L'examen endoscopique à cette période est d'une utilité très contestable. A lire certains auteurs allemands, il semble que toute blennorrhagie datant de plus de trois mois exige cet examen et qu'il n'ait pas de salut en dehors de la constatation directe des lésions. Par contre, des maîtres comme Neisser, recommandent la prudence la plus grande et ne voient aucun intérêt particulier à cette recherche. Je crois pour ma part qu'à cette période si rapprochée du début, si la muqueuse est encore susceptible de réaction, on ne doit procéder à cet examen qu'en présence d'indications précises, telles que soupçon ou constatation de glandulites ou folliculites dans les parois uréthrales, ou encore rechutes successives et inexpliquées.

D'autant que les constatations sont en général peu importantes. La muqueuse boursouflée proémine plus ou moins dans la lumière du tube endoscopique; le cône terminal, fait par les parois de la muqueuse qui se rejoignent, en est raccourci d'autant. Elle est plus rouge, plus luisante. Tous ces signes de congestion peuvent se deviner sans examen. Il est plus intéressant, mais plus rare, de constater en certains points de toutes petites granulations rouges, friables, quelquefois disséminées en plaques, quelquefois réunies au point de ressembler à du frai de grenouille. Ces granulations sont l'indice de l'infiltration du tissu épithélial surmontant une sous-muqueuse anormalement vascularisée. Le contact du tube uréthoscopique les fait souvent saigner. On les rencontre de préférence dans le cul-de-sac bulbaire. Dans quelques cas, où l'on est décidé à procéder par instillations nitratées fortes, il peut être utile de connaître le siège exact de ces plaques granuleuses.

b.) *Uréthrites à prédominance glandulaire.* — A cette même période et sous diverses influences (médication mal dirigée, coïts, etc.) il peut arriver que l'inflammation ait envahi un plus ou moins grand nombre de *glandes de Littre*. Cette *prédominance glandulaire* laisse persister la plupart des symptômes précédents, mais avec les modifications suivantes :

L'écoulement est beaucoup plus irritable que dans la forme précédente. La muqueuse réagit plus facilement aux excès gastriques ou génésiques. Et même sans faute contre l'hygiène, alors qu'on a toutes les raisons de croire à la guérison, la sécrétion réapparaît, rapidement verte et abondante, autant qu'aux premiers jours. Et ceci plusieurs fois de suite, malgré la sagesse du malade et les soins les plus éclairés. J'insiste un peu sur ce fait, d'abord parce que je l'ai constaté et contrôlé très souvent, ensuite parce que je ne crois pas qu'il ait été encore mis en lumière d'une façon très précise. Je crois qu'il faut chercher dans la présence de ces glandes enflammées l'explication de la plupart de ces chaudes-pisses à répétition, de ces rechutes inexpliquées, à forme aiguë, que nous sommes souvent tentés de rattacher à une nouvelle inoculation — malgré les dénégations formelles de nos malades. — La présence de ces glandes est rarement appréciable avec la *sonde à bout olivaire*, sauf dans des cas très marqués. Elle l'est davantage par la *palpation sur le Béniqué*, comme G. Luys l'a préconisé. Le cathéter glycériné ayant été introduit dans le canal suivant le mode ordinaire, on peut reconnaître dans l'épaisseur de la muqueuse pressée entre le doigt et l'instrument, une série de petits grains, la plupart du temps à peine sensibles. Rarement l'on constate la présence de follicules plus notables (grains de mil) tels que ceux que nous verrons au contraire à une période plus éloignée; — mais cette manœuvre du Béniqué ne va pas sans quelques inconvénients, et, avant de la pratiquer, il faut être bien certain qu'on ne traumatisera pas inutilement une muqueuse qui pourrait guérir sans cela.

Même remarque pour l'examen *endoscopique*. Tant que l'on conserve l'espoir d'obtenir une guéri-son, il est inutile et quelquefois dangereux de procéder à cette recherche. Finger dit très expressément que cette manœuvre est recommandable chez les seuls malades dont l'urine, tout à fait claire, indique le bon état de la plus grande partie du canal. Mais si le nombre et la persistance des rechutes enlève toute idée de cicatrisation, il est permis de procéder à un examen plus détaillé, au risque d'augmenter passagèrement l'irritation locale. — Ici on peut constater, à côté de l'œdème rouge de la muqueuse et de son aspect quelquefois granuleux, quelques lésions plus intéressantes, consistant en grains rouges, plus rouges que le reste du tissu, encastrés dans la muqueuse ou la dépassant faiblement. Ces grains, le plus souvent à peine perceptibles pour un œil non exercé, sont de deux sortes. Les uns, les plus nombreux, sont percés d'un tout petit orifice, d'une petite fente, d'où la pression de l'appareil fait quelquefois surgir une gouttelette de pus. Ce sont des glandes de Littre enflamméés. Bien souvent on ne voit que l'orifice entouré d'un halo rouge.

Les autres, plus rares, sont aussi plus visibles (un grain de mil et quelquefois un peu plus) et fermés, d'allure kystique. Ce sont sans doute des littrites plus anciennes, avec péri-littrites qui constitueront plus tard les folliculites.

Enfin on peut voir, paraît-il, de temps à autre, des

polypes, des papillomes, des végétations, quelquefois cachés dans les lacunes de Morgagni.

Raisonnablement ne demandons rien de plus à l'endoscopie. D'après les formes plus ou moins changeantes de ces glandules, Oberlander a créé toute une série de variétés de l'uréthrite chronique. Il me semble que les données cliniques s'adaptent mal à une précision aussi grande, peut-être intéressante en théorie, mais inutile en pratique. Encore faut-il avoir fait de nombreux examens avant de discerner quelque chose, et c'est pourquoi je n'insisterai pas davantage sur ce point.

B. URÉTHRITES A LOCALISATIONS POSTÉRIEURES. — Concomitantes avec l'une ou l'autre des formes précédentes, les uréthrites postérieures constituent, à notre avis, non point une forme particulière mais un accident plus ou moins durable, au cours des *uréthrites* antérieures. Ce qui signifie, qu'au cours d'une uréthrite déjà ancienne peuvent survenir (sous l'influence d'un écart de régime, par exemple) les symptômes caractéristiques de l'uréthrite postérieure, c'est-à-dire la pollakyurie impérieuse et même douloureuse, diurne d'abord, nocturne ensuite, les irradiations névralgiques dans l'aine, les bourses, le périné, le trouble de la dernière portion de l'urine et l'abondance des filaments dans cette portion ; fréquemment un peu de cystite ou de prostatite.

Ceci n'est en général qu'un incident, guérissable

par quelques jours de repos, mais qui implique de temps à autre une médication plus active. C'est pourquoi, m'occupant de thérapeutique, je lui fais une petite place. Et j'insiste à dessein, car l'époque n'est pas bien éloignée où toute chronicité semblait forcément impliquer uréthrite postérieure. De cet enseignement d'autrefois est restée la mauvaise habitude plus fréquente qu'on ne pourrait le croire, de verser à flots les instillations dans l'urèthre postérieur, dès qu'une blennorrhagie a dépassé le deuxième mois ; pour le plus grand dommage du malade et très inutilement, sauf dans les cas bien déterminés où la médication peut être appliquée dans cette région avec les précautions dont je parlerais tout à l'heure.

3° Uréthrites anciennes, fibreuses, profondes de Finger (infiltrations dures d'Oberlander). — Dans les uréthrites anciennes, les symptômes se modifient, s'atténuent, exprimant en cela la transformation fibreuse qui se produit dans la muqueuse uréthrale. Ici, plus que dans les gonorrhées récentes, les formes cliniques s'intriquent, et le petit écoulement persistant a rarement une seule cause. Cependant, tout en reconnaissant ce qu'une division a d'artificiel, nous la conservons pour les besoins de notre démonstration thérapeutique et décrirons rapidement les symptômes propres aux trois formes anatomo-pathologiques énumérées plus haut.

A. Uréthrites a localisations antérieures. — Comme précédemment l'urèthre antérieur est le siège le plus habituel de ces restes inflammatoires.

a. *Formes infiltratives ou glandulaires.* — Dans cette première forme l'*écoulement* est peu marqué. Il se réduit le plus souvent à la goutte matinale, rarement renouvelée pendant la journée, sinon par de fortes tractions entre deux mictions très éloignées. La goutte est muco-purulente, et souvent le mucus prédomine. Même sur le linge, elle laisse seulement une petite tache centrale jaunâtre entourée d'un cercle empesé, aussi large et même plus large. Cette goutte, quotidienne d'ailleurs, est peu sujette aux recrudescences. L'alimentation n'a à peu près plus d'influence et les rapports sexuels déterminent tout au plus un ou deux jours d'exacerbation minime et passagère. Les *sensations* sont nulles ou réduites à quelques picotements. Mais elles peuvent prendre une importance énorme dans l'esprit d'un malade nerveux, qu'exaspère la durée de ce chatouillement et la vue de sa goutte.

Le premier jet d'*urine* est en général clair, au lieu d'être trouble comme dans les poussées plus inflammatoires. Dans ce liquide clair, nagent une certaine quantité de filaments, gros, tortillés, lourds, descendant vite au fond du verre. D'autres surnagent, et sont plus muqueux, moins lourds.

Dans la *sécrétion,* on trouve rarement des gonocoques. Toujours des cellules épithéliales et des globules de pus, plus ou moins nombreux et aussi des cocci, bacilles, ou staphylocoques. La présence en grand nombre des habitants normaux de l'urèthre est plutôt un bon pronostic. Je tire par contre un mauvais présage de leur absence. Quand, dans une préparation, je ne vois que des globules de pus séparés par quelques cellules épithéliales, sans cocci d'aucune sorte, je pronostique pour l'uréthrite une longueur désespérante. J'ai déjà vu ce fait signalé par Guiart. De plus, Motz qui l'a aussi constaté (*Annales gén-urin*. 1903) l'explique par la présence de la couche kératinisée superficielle qui sépare la lumière du canal de l'infiltration chronique muqueuse ou sous-muqueuse. Cet état aseptique, dit Motz, est dû à la stagnation du pus sous la couche épithéliale kératinisée, en sorte que ce pus n'arrive dans le canal qu'après destruction ou digestion des microbes qui ont provoqué cette suppuration. Cette explication est fort possible, et en tout cas, ce fait, intéressant à signaler, pourra être utilisé comme indication pronostique ou thérapeutique.

La *sonde* à bout olivaire, le Béniqué permettent déjà de reconnaître le manque de souplesse, les ébauches de rétrécissements, les indurations de certaines portions, souvent étendues (rétrécissements larges). On perçoit également sous le doigt les petites glandules hypertrophiées. L'*uréthromètre* de Otis, prudemment manié par une main expérimentée, renseigne, par la résistance plus ou moins forte opposée aux essais de dilatation, sur l'âge de l'infiltrat, le degré de sa transformation fibreuse.

A l'*endoscope*, on peut faire assez facilement des constatations intéressantes. Les parois, anormalement rigides, ne se rapprochent plus en un cône court et régulier à l'extrémité du tube, mais constituent un tube conique dont le sommet n'est plus punctiforme, mais ovale, en fente, et quelquefois irrégulier. Les infiltrations des parois, visibles sous forme de plaques pachydermiques, ternes ou même blanchâtres, donnent aussi à l'image endoscopique la forme d'une étoile à branches irrégulières, par le fait des soulèvements partiels de la muqueuse.

La couleur de la muqueuse va du blanc-rose anémique (dans les cas encore jeunes) au blanc-gris (dans les vrais rétrécissements). La gêne de la circulation, due au tissu fibreux, explique cette coloration. Les plaques de cette nature siègent de préférence à la partie moyenne de la région pénienne, à l'angle pénio-scrotal, à la région bulbaire. Elles se présentent sous la forme de taches rondes, petites, de couleur gris-perle, ou de placards plus étendus, blanchâtres, leucoplasiques, s'étendant à toute une partie de l'urèthre, leur grand axe correspondant habituellement à celui de l'urèthre.

A ce degré les orifices des glandes sont, en général, bien visibles, soit qu'ils émettent une minime quantité de pus, sous la pression du tube endoscopique, qui, en se retirant, fait bâiller leurs lèvres, soit qu'ils se présentent sous la forme de petites nodosités rouges, surélevées par l'infiltration péri-glandulaire. Les lacunes de Morgagni se présentent de même, mais sont plus visibles.

L'examen endoscopique renseigne utilement sur le siège de toutes ces lésions. Dans ces formes atones, il ne présente pas les risques déjà signalés à propos des écoulements plus récents ; et dans bien des cas il est de toute nécessité pour dépister le siège du mal et établir un traitement rationnel.

b. *Formes sèches ou folliculaires*. — Dans les formes *folliculaires* ou *sèches*, les symptômes sont encore moins perceptibles ; et si, de temps à autre, une humidité grisâtre ne venait rappeler pendant quelques jours l'ancienne affection, on la croirait définitivement terminée. C'est le *suintement muqueux* de Diday, la *blennorrhée latente* de Rollet. De fait, la bonne moitié des malades, dits guéris, tra-versent allègrement cette période, qui peut durer des mois, sans se douter qu'ils ont encore le long du canal quelques placards infiltrés ou quelques folli-cules encore purulents. Et je fais cette constatation sans la moindre amertume, persuadé qu'il n'y a pas grand mal à cela.

Cependant, quelques malades, plus exigeants, s'aperçoivent de la *persistance matinale d'une humi-dité opaque*, un peu plus marquée de temps en temps ; et aussi de quelques picotements, d'un semblant de gêne à la miction, symptômes qui peuvent évidemment s'aggraver avec le temps.

Quelques rares globules de pus errant dans un grand nombre de cellules épithéliales et de cocci, tel est le résultat habituel de l'*examen microscopique*, du moins dans la goutte matinale.

On perçoit presque toujours à la *sonde* des portions stricturées, plus ou moins longues, plus ou moins nombreuses, et souvent de vrais rétrécissements, anciens et durs.

Les glandes enflammées, follicules ou kystes, sont souvent perceptibles à la seule *palpation du canal*, qu'il est toujours possible de faciliter par l'introduction d'une sonde en gomme ou d'un Béniqué. Elles arrivent à la grosseur d'une tête d'épingle, surtout dans la partie tout à fait antérieure de l'urèthre pénien.

A l'endoscope, les saillies rouges des glandes, perforées ou non, se voient bien, avec un peu d'habitude. Même aspect superficiel que précédemment, plus blanchâtre et plus leucoplasique encore. Il n'est pas facile de deviner les granulations cachées sous la xérose superficielle, mais la palpation combinée à l'endoscope arrive encore à les déceler. C'est là le triomphe de l'endoscope, sa vraie indication, d'autant que les renseignements ainsi obtenus nous seront de grande utilité pour le traitement.

B. **Localisations prostatiques.** — Enfin, à la suite de plusieurs poussées d'uréthrite postérieure, l'inflammation devient *prostatique*, superficielle et glandulaire, d'abord, puis parenchymateuse. Aux symptômes de l'uréthrite postérieure, très atténués d'ailleurs, viennent s'ajouter toute une série d'*irradiations névralgiques* douloureuses reportées par le malade à la région périnéale ou à l'anus, aux bourses, aux cuisses, aux régions lombaires, presque jamais à l'hypogastre. L'*écoulement*, à peu près nul, se manifeste quelquefois sous forme de petites éjaculations intermittentes, survenant sous l'influence de congestions de la région, ou encore à la fin de la miction ou pendant la défécation. Outre les globules de pus et les cocci, presque jamais les gonocoques, cette *sécrétion* contient des cellules épithéliales, des corpuscules amyloïdes prostatiques, et aussi du sperme ; cet ensemble revêt un aspect plus gélatineux que purulent. Le *massage de la prostate* le produit facilement et permet en même temps de retrouver dans l'urine trouble, émise aussitôt après, quantité de filaments en virgule, moules des glandes prostatiques. Le même examen fera connaître la prostate, souvent peu déformée, mais grosse, spongieuse, très-exsudante et assez douloureuse.

Je détacherai seulement de ce tableau *quelques particularités* peu connues de *l'aspect de l'urine* et de *la miction*.

A côté des filaments, l'urine renferme souvent une

grande quantité de mucus et de sécrétions prostatiques, même sans massage préalable. Mucus et
sécrétions prostatiques s'agglutinent en *grosses
masses floconneuses*, cotonneuses, assez semblables
à ces gros nuages désignés sous le nom de « nimbi»,
suivant la comparaison du D' Rochet. Ces nuages
sont quelquefois en assez grande quantité pour remplir la moitié du verre. Lorsque la sécrétion prostatique est très abondante, elle refluc dans l'intervalle des mictions·jusque dans la vessie et, dans ce
cas, on la retrouve aussi bien dans le dernier verre
d'urine que dans le premier. L'urine a aussi une
très vilaine apparence et j'ai vu souvent porter le
diagnostic de cystite d'après ce seul aspect. Je mets
en garde contre cette erreur, facile à éviter, par la
recherche du pus et la réaction de l'acide azotique
après filtration.

La *pollakyurie* du prostatique congestif n'est pas
du tout celle du malade atteint de cystite. Elle ne se
fait presque jamais sentir pendant la nuit ; et, pendant la journée, le malade peut y résister, par un
effort de volonté, beaucoup plus aisément qu'en cas
d'inflammation vésicale ou d'uréthrite postérieure.De
plus, l'envie d'uriner s'accompagne souvent, dans
le cas de prostate, de faux besoins d'aller à la selle.
Enfin, il est un signe non signalé, je crois, et qui
me semble recommandable pour différencier ces
dycuries : Dans l'uréthrite postérieure ou la cystite
du col, il est rare que le malade puisse attendre

jusqu'au matin sans uriner. Presque toujours il se réveille vers 4 ou 5 heures du matin pour satisfaire ce besoin, qu'il éprouvera encore à 8 heures et plusieurs fois encore dans la journée, à deux ou trois heures d'intervalle. Il supporte, en somme, aussi mal la distension lente de la nuit que la distension brusque, suite d'un repas bien arrosé. Au contraire, dans la prostatite catarrhale post-blennorrhagique, la vessie peut contenir de grandes quantités d'urine, pourvu que celle-ci soit arrivée lentement, que la distension n'ait pas été rapide. Je vois toutes les semaines des malades de ce genre venir à 10 heures du matin n'ayant pas uriné depuis la veille au soir. Au contraire, il leur est matériellement impossible de résister aux besoins survenus à la suite du déjeuner ou d'une libation un peu abondante. La vessie rapidement distendue traumatise désagréablement la prostate, mal disposée par son état congestif, et le besoin survient, accompagné, si l'on essaye de résister, de ténesmes, faux-besoins, sensations de lourdeur périnéale, etc.

Ce sont là petits signes, mais leur ensemble, joint aux symptômes énumérés plus haut, en fait une entité bien déterminée, très fréquente chez les anciens blennorrhagiens, et intéressante pour le praticien, malgré les caractères minimes des signes cliniques.

Dans cette forme, plus peut-être que dans les précédentes, la persistance des symptômes, si ténus

qu'ils soient, arrive à créer chez les sujets prédisposés, un *état nerveux névropathique* bien spécial. Je ne crois cependant pas, à l'encontre de la
plupart des auteurs, que cette complication nerveuse soit l'apanage exclusif des formes prostatiques. Aussi parlerai-je plus longuement dans un
paragraphe spécial de cette névropathie post-blennorrhagique, car elle finit quelquefois par dominer la
scène, et le praticien doit forcément compter à un
certain moment avec ce genre de manifestations.

ARTICLE II

TRAITEMENTS DES DIVERSES FORMES DE L'URÉTHRITE BLENNORRHAGIQUE CHRONIQUE

Quand on a terminé l'examen d'un cas d'uréthrite
chronique, quand on a porté le diagnostic de la
lésion, de son âge, de sa nature, de sa localisation,
la partie la plus importante du travail est faite, sinon
la plus délicate. Reste à savoir quels sont les traitements applicables à chacun de ces cas, pris en particulier. Problème à peu près insoluble, pour qui ne
s'est pas résigné au préalable à l'étude anatomo-
clinique de l'affection. Celle-ci va donc nous servir
de guide et elle nous permettra de ne pas nous éga-
rer, dans le dédale des formules, des recettes et des
méthodes proposées. A chacune de nos formes cliniques, nous adapterons les indications thérapeu-

tiques qui nous paraissent lui correspondre. Je répéterai une fois de plus que cette manière, un peu trop schématique, est cependant nécessitée par le désir de nous faire mieux comprendre. Je crois qu'en cette matière, particulièrement complexe et obscurcie à plaisir, il ne faut pas être trop rigoriste ni dédaigner le seul fil conducteur susceptible, à notre avis, de nous guider dans notre choix.

§ 1. — URÉTHRITES ENTRETENUES PAR LES FOLLICULITES OU DIVERTICULITES JUXTA-URÉTHRALES.

Le traitement varie suivant la nature de ces diverticules. Par ordre de fréquence, ceux que l'on rencontre le plus souvent sont les suivants :

a.) Les *faux urèthres* et les *diverticules anormaux*. Lorsque ceux-ci sont en communication large avec le canal, tel le faux urèthre supérieur des hypospades, à peine séparé par une bride de l'urèthre vrai, il n'est pas un obstacle à la guérison. Mais souvent il poursuit parallèlement à l'urèthre un trajet plus ou moins long dans la profondeur du gland. De là vient la difficulté.

Si ce trajet se réduit à 3 ou 4 millimètres (constatés par le fil de platine), s'il n'est séparé de l'urèthre que par une mince paroi, le mieux est de faire sauter cette paroi, soit avec une fine pointe de scarificateur, soit à l'aide de l'électro-cautère, le fil de platine étant introduit à fond et servant de guide. Quand ce conduit fistuleux est ainsi transformé en gouttière ouverte, on le cautérise au nitrate d'argent en solution forte ; deux ou trois cautérisations suffisent pour guérir définitivement.

Dans d'autres cas, cette petite manœuvre est impossible, à cause de la longueur de la fistule, de sa direction ou de la position du pertuis sur les parois du canal, à une certaine distance du méat. On peut alors employer un vieux procédé, déjà indiqué par Diday, puis par Jullien, qui consiste à introduire dans la profondeur du diverticule un fil métallique préalablement rougi. Nos maîtres se servaient de fines aiguilles de bas ou de fil d'archal. Nous pouvons moderniser le procédé en employant des fils de platine. J'ai ainsi obtenu quelques succès, à condition de répéter plusieurs fois et plusieurs jours de suite cette cautérisation. Si le pertuis est accessible et pas trop profond, il est encore préférable d'utiliser l'électrolyse. Un fil de platine, auquel aboutit le pôle négatif, est introduit jusqu'au fond du conduit. On fait passer pendant deux ou trois minutes un courant de 6 à 8 milliampères. Deux ou trois séances suffisent pour bruler la muqueuse et tarir l'écoulement de ce petit diverticule.

b.) A côté de ces diverticulites se placent les *folliculites pré-méatiques.* Il s'agit là de follicules enflammés, en dehors du canal, de chaque côté du méat habituellement. Leur orifice, assez visible, laisse sourdre une goutte de pus suffisamment nette.

Ces folliculites sont souvent assez volumineuses pour que l'électro-cautère puisse agir efficacement. Au milieu du point visible, après expression et nettoyage, on plante une fine pointe d'électro-cautère, qui est maintenue deux ou trois secondes en place, puis retirée. En général, tout est brûlé, cavité et paroi. Une goutte de nitrate argentique complète ce travail de nettoyage.

Mais il arrive que la petitesse du follicule, et son méat à peine perceptible, n'appellent pas un traitement aussi radical. Le traitement électrolytique, avec une pointe plus forte que le fil de platine, mais appliqué comme précédemment, donnera des résultats satisfaisants.

c.) On a enfin signalé dans la profondeur des lèvres ou des parois du méat, la possibilité de *cryptes* plus ou moins profondes, susceptibles de renfermer quelques *végétations infectées*, causes de rechutes. Il est évident qu'en pareil cas (qui doit être fort rare) l'électro-cautère débarrasserait la région, qui serait ensuite abondamment nettoyée au nitrate ou au protargol.

Il est entendu que ces traitements ne présentent quelque intérêt qu'après guérison complète de l'urèthre. Il serait inutile de désinfecter à grand peine un petit conduit, qui serait réinfecté quelques heures après par le pus uréthral, si celui-ci est encore émis avec une certaine abondance.

§ 2. — URÉTHRITES SUBAIGUES, SUPERFICIELLES (INFILTRATIONS MOLLES).

J'ai dit au début de ce chapitre combien il était important que le praticien eût sous les yeux le tableau exact de la maladie, et non point une irritation quelconque, créée ou entretenue par les injections et les coïts. Je répète ici qu'en présence d'un écoulement de durée anormale, il faut tout d'abord cesser tout traitement intensif, interne ou externe, mettre le malade et l'organe au repos et attendre quelques jours. Ceci pour n'importe quel cas.

1° Uréthrites à localisations antérieures. — Nous savons que ces uréthrites sont de deux sortes, suivant la prédominance épithéliale ou glandulaires des lésions.

A. URÉTHRITES ÉPITHÉLIALES SANS LOCALISATIONS GLANDULAIRES APPRÉCIABLES. — Après examen complet et constatation clinique de son état, je commence donc par accorder à mon malade quelques jours de repos, pendant lesquels je borne ma thérapeutique à une poudre bicarbonatée et quelques cachets de salol. J'y ajoute un assez grand nombre de conseils hygiéniques et moraux, assez semblables à ceux du début de la blennorrhagie. Pendant combien de temps allons-nous prolonger cette période ? Ceci est très variable :

a.) Si mon malade (cas rare) s'est de lui-même abstenu de toute médication active et de toute faute hygiénique avant de venir me trouver, je n'ai aucune raison de la prolonger trop longtemps. Cinq ou six jours d'observation seront suffisants pour me démontrer la persistance de l'écoulement, son caractère uniforme ou variable le degré d'irritabilité du canal, la présence ou l'absence des gonocoques. Si au contraire (cas habituel) le malade s'est administré jusqu'à la veille de sa visite des injections variées, je le fais cesser de suite et voici ce qui se passe couramment :

Dans les deux ou trois jours qui suivent, l'écoulement réapparaît avec une abondance qui terrifie le malade, lequel doit en être prévenu. Ceci dure de cinq à quinze jours, pendant lesquels je ne fais rien, absolument rien pour l'empêcher. Puis, spontanément, le pus devient plus clair, moins vert, plus rare. Je saisis ce moment pour donner des *balsamiques* à haute dose, du copahu ou du santal de préférence, pendant une huitaine de jours. J'observe alors presque toujours une diminution considérable et souvent la disparition de l'écoulement. Dans ces cas heureux, je fais continuer les balsamiques pendant quelques jours encore, puis je diminue leur dose petit à petit jusqu'à cessation. Quelques jours de repos seront encore utiles avant les expériences terminales.

b.) Ces bons cas ne sont certainement pas les plus

nombreux. Le plus souvent l'écoulement, notable-ment diminué, persiste encore, atone, muco-puru-lent, sans écarts bien considérables, mais faisant sur le linge une tache suffisamment verte et grosse, soit le matin, soit entre deux mictions éloignées.

Dès lors, la *médication topique* s'impose. Qu'allons-nous conseiller : les injections ou les grands lavages uréthro-vésicaux? Les antiseptiques, les astringents ou les cautérisants? Sur un urèthre ainsi préparé, les uns et les autres donnent des résultats merveilleux, mais encore est-il nécessaire de savoir choisir, ne fût-ce que pour ne pas compliquer inutilement une médication, et surtout ne pas nuire en voulant arri-ver trop rapidement au but.

Les *grands lavages uréthro-vésicaux*, au perman-ganate de potasse faible (0,20 centigrammes p. 1000 ou même moins), donnent sans réserves des résultats rapides et excellents à cette période de la blennor-rhagie chronique. Ils sont absolument indiqués toutes les fois que l'anamnèse, l'examen des verres d'urine, ou les symptômes actuels font croire que l'urèthre postérieur a pris ou prend encore une part active à l'inflammation persistante. Ils le sont encore davan-tage toutes les fois que le malade réussit facilement lui-même ses lavages ou qu'il peut les faire exécuter par le médecin.

En pareil cas, on peut prendre comme moyenne la règle suivante : Faire pendant huit jours envi-ron deux lavages par jour, ou mieux, une injection le matin, un grand lavage le soir. Puis réduire à un seul lavage le soir pendant huit à dix jours encore, puis cesser en surveillant le canal, et en faisant, si besoin est, quelques lavages supplémentaires tous les deux ou trois jours. J'ai vu des malades subir jusqu'à soixante lavages de suite ; je suis persuadé que ces débauches sont tout à fait inutiles. Si un résultat appréciable n'est pas obtenu dans le délai de trois semaines environ, soit 15 à 20 lavages, cela signifie simplement que la médication choisie est insuffisante, donc mauvaise, et qu'il faut chercher autre chose.

Faits dans ces conditions, les grands lavages sont d'exécution beaucoup plus simple qu'au début de la blennorrhagie. Il faut prendre évidemment les mêmes précautions, mais les complications ou les incidents sont beaucoup moins à craindre. On peut utiliser soit le siphon avec l'appareil de Janet, soit la seringue de Guiart. Quand on confie au malade le soin des lavages ultérieurs, il est nécessaire de lui en apprendre minutieusement la technique et les détails d'exécution ; quand je m'en charge moi-même, j'utilise habituellement la seringue de Guiart avec ou sans cocaïnisation préalable, le malade étant couché. Il est incontestable qu'avec un peu d'habitude, on arrive à faire entrer très facilement dans la vessie 200 à 400 grammes de liquide ; comme le dit fort bien Guiart, entre les mains du médecin la seringue est un instrument sensible et intelligent qui sait apprécier exactement la résistance du sphincter, augmenter à propos et sur-le-champ la pression ou la diminuer suivant les indications qui varient d'un moment à l'autre, exercer par conséquent une action douce, méthodique et par cela même inoffensive,

Je fais habituellement ces lavages au permanganate de potasse (0,10 à 0,25 p. 1000), à l'ichtyol (1 à 5 p. 1000) et au protargol (1 à 2 p. 1000). Je conseille sans restriction le premier médicament, n'ayant vu aucun avantage particulier aux deux autres. Par deux fois, le nitrate d'argent à 0,10 p. 1000 m'a donné toute satisfaction. Je déconseille absolument le sublimé et n'ai pas d'expérience du cyanure de mercure.

Ayant ainsi fait aux grands lavages la part fort belle qui leur revient, je tiens à dire de suite qu'ils ne sont pas d'une inéluctable nécessité, comme quelques auteurs semblent le croire. « Il y a tant de chances, dit Guiart, pour que la maladie se soit propagée à l'urèthre postérieur qu'il est toujours sage d'agir d'emblée sur les deux portions du canal » (Guiart, *Uréthrite chronique*, page 244). Que l'inflammation ait franchi le sphincter, c'est possible et même très probable. Mais, en dehors de certains cas où elle aura plus ou moins violemment marqué son passage par des symptômes cliniquement appréciables, il est impossible, à mon avis, que cette inflammation ait conservé la virulence suffisante pour faire renaître un écoulement purulent, quand l'urèthre antérieur est traité et guéri. Je suis persuadé que de belles guérisons obtenues par les grands lavages le seraient souvent à moins de frais par *les injections*. Il arrive même que la médication balsamique préparatoire dont j'ai parlé plus haut refoule souvent l'inflammation à la partie tout à fait antérieure de l'urèthre et, dans ce cas, quelques lavages bi-quotidiens, à canal ouvert, suffisent pour amener l'asséchement définitif. Je croyais avoir fait là une constatation personnelle, mais je l'ai retrouvée sous la plume de Milian, dans un article de la *Revue des hôpitaux*, dont j'ai oublié la date.

Et cette conviction ne vient pas d'une simple vue de l'esprit. J'ai fort longtemps traité de façon systématique les blennorrhagiens à cette période par les grands lavages. Depuis trois ans environ, je réduis cette pratique aux cas d'uréthrite généralisée et aux écoulements persistants, non influencés par les injections. Je traite tous les autres cas *par les injections seules*. Et j'affirme hautement ne pas avoir vu baisser le pourcentage de mes guérisons ; j'aurais même quelques raisons de croire le contraire.

J'accorde une grande importance *au choix de la substance à injecter*.

a.) Si l'écoulement est sur sa fin, peu abondant, plus muqueux que purulent, insensible aux excitations, contenant des cocci normaux et sans gonocoques, j'ordonne la résorcine et surtout l'ichtyol, l'un et l'autre à la dose de 1 à 2 p. 100. Une injection matin et soir (à garder deux à quatre minutes) pendant huit à dix jours, puis une seule injection le soir pendant cinq à six jours puis, je fais cesser. Il me semble que rien ne vaut l'ichtyol pour les suintements de ce genre.

b.) Si le pus est en proportion plus grande, l'écoulement plus irritable, les gonocoques intermittents, je conseille le permanganate de potasse (0,25 à 0,50 p. 1000) ou le protargol (0,50 centigr. à 2 p. 100). Le premier, à dose faible de préférence, et ordonné 2 ou 3 fois par jour sans garder le liquide plus de trois minutes. Le second est un topique bien toléré qui peut rester longtemps en présence de la muqueuse : dans ce cas particulier, trois à cinq minutes tous les soirs suffisent pour expurger la muqueuse sans dépasser l'irritation permise. On a généralement un bon résultat en une quinzaine de jours.

c.) Enfin, quand les gonocoques ont disparu, soit spontanément, soit à la suite de l'un des traitements précédents et que l'écoulement persiste, atone, sans intermittence, et nettement purulent, on peut essayer les injections astringentes, et surtout les sulfates de zinc (0,50 à 1 p. 100), de fer ou de cuivre (0,10 à 0,25 p. 100) mélangés ou séparés. Quoique j'aie dit n'avoir en ces solutions qu'une confiance fort limitée, je reconnais qu'elles assèchent rapidement, et c'est pourquoi la plupart des injections-réclame sont à base de sulfates. Mais elles donnent plus rarement une bonne et solide guérison résistant aux expériences. Quelles que soient les apparences, il faut savoir être difficile en matière de guérison.

Je crois que le sublimé et le cyanure de Hg, seraient indiqués dans les mêmes conditions que le permanganate et le protargol. Il faut beaucoup de prudence dans l'emploi du sublimé, qui, même à doses très faibles, peut donner des irritations inutiles et durables.

En résumé : En présence d'une blennorrhagie persistante, sans fautes hygiéniques ou thérapeutiques, sans folliculites visibles, sans uréthrite postérieure cliniquement appréciable, je conseille tout d'abord l'emploi des injections dans les conditions dont je viens de parler. Par contre, la certitude d'une uréthrite postérieure, l'échec des injections, enfin la possibilité pour le malade de subir facilement les grands lavages, me décideront à employer de suite ces derniers.

B. Uréthrites a prédominance glandulaire et lacunaire. — Quand l'examen démontre l'infiltration plus profonde de la muqueuse et la participation de l'élément glandulaire, il est tout à fait inutile d'espérer la guérison par des moyens expectatifs ou superficiels. Les solutions cicatrisantes, astringentes ou antiseptiques, les grands lavages, ne suffisent plus, car leur action, toute de surface, ne se fait pas sentir dans la profondeur des tissus. Les *injections cautérisantes, les sels d'ar-*

gent par conséquent, peuvent seuls donner quelques résultats.

Ne voulant pas embrouiller une question déjà assez complexe, je m'en tiendrai aux deux sels d'argent que je connais bien, le protargol et le nitrate d'argent. Il est fort probable que les mêmes résultats seraient obtenus avec d'autres composés argentiques, tels que ichtyargan, argentamine, argyrol, etc.

Le principe de cette médication consiste à réveiller l'inflammation endormie, à créer une irritation artificielle, substitutive, que l'on prolongera plus ou moins longtemps, de façon à produire une sorte de nettoyage de la muqueuse, en même temps qu'une cautérisation. On arrive à ce but par deux moyens, *les injections et les instillations.*

a.) *Les injections.* — Les injections de protargol, matin et soir, arrivent assez rapidement à ce résultat. Bien souvent même une seule injection le soir est suffisante, le canal étant encore irrité le lendemain matin. Suivant l'ancienneté de l'écoulement, son abondance en pus, la présence de gonocoques en plus ou moins grand nombre, on dosera le protargol très différemment. Pour un exsudat minime, peu purulent, la dose de 1 p. 100 est suffisante pour cicatriser, sans qu'il soit utile de faire de l'inflammation substitutive. Pour une forme plus sévère, toujours bien purulente malgré son ancienneté, les doses de deux, trois et même quatre p. 100 sont quelquefois nécessaires. Il est bon de tâter la susceptibilité du canal en commençant par des doses légères que l'on garde une à deux minutes seulement. Puis l'on augmente, de façon à arriver en trois ou quatre jours à des solutions de 3 p. 100 que l'on conserve de cinq à dix minutes dans le canal, le soir, avant de se coucher. On peut obtenir une action encore plus marquée en faisant le lendemain matin une petite injection à 1 p. 100 que l'on gardera une à deux minutes, si toutefois cela est possible, étant donné l'irritation déterminée par l'injection du soir.

Car le malade doit être prévenu — et le médecin aussi — que ce protargol crée dans le canal tout un travail d'exsudation, de cautérisation et de balayage, dont le résultat sera retrouvé le lendemain matin, au méat, sous forme d'une bouillie blanchâtre, épaisse, abondante, allant comme consistance du fromage blanc au mastic de vitrier. Cette exsudation se retrouvera très peu pendant la journée.

Si la dose a été trop forte, il se produit une inflammation de la muqueuse, qui s'enflamme et se congestionne au point de gêner sérieusement, et quelquefois d'empêcher momentanément la miction. J'ai souvenance de quelques malades, venant désespérément réclamer, à des heures nocturnes, un sondage immédiat. Ce en quoi ils avaient tort, car je les envoyais prendre de suite un bain de siège bien chaud dans lequel la miction se faisait avec la plus grande simplicité.

Le malade doit être prévenu de ces diverses éventualités, du retour d'un écoulement particulier, de la douleur possible, de l'utilité d'uriner longtemps après l'injection du protargol. Sans quoi il ne manquera pas d'incriminer la méthode et celui qui la conseille, croyant à un retour de la maladie, à une aggravation ou à une complication.

Il faut poursuivre l'injection jusqu'à disparition de tout écoulement autre que la purée blanchâtre du matin. Celle-ci persiste évidemment autant que le traitement, qu'il faut systématiquement prolonger pendant quinze à vingt jours puis cesser peu à peu en veillant aux retours possibles.

b.) Les *instillations*. — Dans un certain nombre de cas, il sera utile, pendant cette période d'injections, de *compléter le traitement* par un certain nombre *d'instillations au nitrate d'argent*. Celles-ci seront particulièrement indiquées dans tous les cas anciens, ayant déjà subi des séries de médications sans résultats, et surtout dans ceux où la palpation sur Béniqué, ou l'uréthroscopie, auront décelé la présence de plaques folliculaires ou granuleuses. Les infiltrations de ce genre siègent habituellement dans le cul-de-sac bulbaire, où les injections n'arrivent pas toujours sous une pression suffisante. Il sera donc excellent de compléter la médication topique par des instillations dans cette région.

J'emploie souvent pour cela le protargol de 5 à 10 p. 100. Mais le nitrate d'argent me semble évidemment supérieur; on peut le doser de 1 p. 100 à 1 p. 20, suivant l'irritation du canal. La quantité à injecter varie de 15 gouttes à 2 centimètres cubes suivant la dose.

On se sert pour cela d'une sonde à bout olivaire de Guyon. Pour l'urèthre antérieur, un n° 18 est suffisant. La seringue métallique, à vis, de Guyon est bonne pour les débuts et pour les doses fortes, car elle permet un dosage facile, chaque demi-tour de la vis représentant une goutte versée dans le canal. Avec un peu d'habitude, une seringue quelconque peut être utilisée.

Après miction, on glisse doucement la sonde, préalablement glycérinée, jusqu'au sphincter. Quand le talon de la sonde repose sur l'obstacle sphinctérien, on adapte l'embout de la seringue au pavillon de la sonde et l'on déverse quelques gouttes de la solution choisie. On retire doucement en versant toujours quelques gouttes sur le passage et en faisant une ou deux fois un petit mouvement de va et vient dans toute cette région bulbaire. On laisse un petit instant la sonde en place à 4 ou 5 centimètres du sphincter, en laissant couler les dernières gouttes, puis on retire rapidement.

Le manuel opératoire serait le même pour tout autre point du canal.

Quoique beaucoup moins douloureuses que celles de l'urèthre postérieur, ces instillations sont cependant désagréables. Elles laissent persister pendant une heure ou deux, une sensation très vive de chaleur, de cuisson, ét la miction suivante est particulièrement pénible. Le malade doit être prévenu de la retarder le plus possible.

Ces instillations seront renouvelées tous les trois ou quatre jours environ, pendant les deux ou trois semaines du traitement, sauf irritation excessive. On fera la dernière quelques jours avant la terminaison des injections.

Tout ceci étant fait, on agira comme à la suite de toutes les autres méthodes, c'est-à-dire que la guérison ne sera certifiée au malade, que lorsque la cessation du traitement, du régime et de la chasteté auront irréfutablemeut prouvé la disparition du pus dans l'exsudat matinal.

Tel est le schéma de cette méthode, à laquelle je suis redevable de succès nombreux et intéressants. On peut évidemment la perfectionner, faire le matin une injection d'ichtyol ou un grand lavage au permanganate faible. Je suis certain de plusieurs cas, résistant au protargol seul, où j'ai noté une amélioration bien plus rapide, dès que j'ai eu combiné les grands lavages aux injections. C'est là affaire de cas particuliers, de coup d'œil de la part du médecin. Mais le nombre et l'excellence des résultats obtenus par la seule méthode que je viens d'exposer, m'incite à la conseiller sans adjonctions et sans restrictions dans le traitement des uréthrites encore vivaces, infiltrées et même déjà glandulaires.

Je sais que toute une école admet la nécessité en

pareil cas — et même quand la muqueuse suppure encore — de la dilatation préalable de l'urèthre par les Béniqué. Il est bien certain que, entre les mains de Motz, Janet, de Luys par exemple, qui sont parmi ses partisans, cette distension de la muqueuse ne peut que donner d'excellents résultats, agissant ainsi mécaniquement par le massage des glandes de Littre et les préparant à la médication topique ou aux lavages consécutifs. Mais, d'une part, je suis persuadé de la possibilité de bons résultats sans avoir recours à ce traumatisme, qui n'est pas toujours sans danger. Et, d'autre part, je me ferais un vrai scrupule de l'indiquer comme une manœuvre courante ou nécessaire, à mes confrères non familiarisés avec le maniement de ces instruments. En réalité, et surtout entre des mains non expertes, les orchites, les cystites et les hémorrhagies ne sont pas rares, et elles seront d'autant plus faciles que le canal sera plus suppurant. Mieux vaut tout d'abord tenter la guérison par des moyens plus simples, lors même que celle-ci devrait en être retardée de quelques jours. Ce sera certainement l'avis du malade, et aussi souvent celui du médecin.

2º Uréthrites à localisations postérieures. — J'ai dit que, la plupart du temps, l'uréthrite postérieure ne constituait, dans le cours d'une blennorrhagie, qu'un épisode habituellement fugace, capable de compliquer, mais non d'expliquer la chronicité d'un écoulement. Aussi répéterais-je ici qu'en présence d'un malade chez qui la pollakyurie et l'expérience des trois verres démontrent la participation de l'urèthre postérieur, voire même du col vésical, point n'est besoin de recourir de suite aux moyens instrumentaux et aux topiques locaux. Quelques jours de repos complet, de lavements chauds et de balsamiques à forte dose, suffiront presque toujours à faire disparaître ces symptômes, ou du moins à les atténuer de façon telle qu'on puisse raisonnablement espérer la guérison complète par le seul traitement de l'urèthre antérieur, pratiqué suivant les principes énoncés plus haut.

Cette méthode d'expectation, basée sur le repos et le traitement interne, me paraît être tout à fait de règle, en présence d'un canal encore irritable, d'un écoulement récemment réchauffé ou d'une poussée nouvelle d'uréthrite.

J'ai constaté assez souvent le fait suivant, pour que je le signale, malgré son apparence paradoxale. Sous l'influence d'imprudences, une vieille inflammation de l'urèthre antérieur gagne l'urèthre postérieur et la vessie. L'écoulement augmente, le malade urine douloureusement et avec fréquence, un disque blanchâtre se dessine dans l'urine, au-dessus de l'anneau d'indican, sous l'influence de l'acide azotique. La situation paraît déplorable. Mettez ce malade au repos complet, sans diurétiques excessifs ni sondages inutiles, régime sec, salol, copahu ou santal à très haute dose; en quelques jours, vous verrez disparaître le symptôme insolite; et de plus, vous aurez quelquefois la satisfaction de voir guérir la vieille goutte contre laquelle s'épuisait votre thérapeutique, si vigoureuse ou si mesurée qu'elle soit. Pourquoi cela? Je ne sais — je constate simplement, et je conseille, le cas échéant, de faire cet essai facile, avant de songer à des médications plus compliquées, quelle que soit l'âge de la blennorrhagie.

Cependant, il n'en est pas toujours ainsi et, dans certains cas, ces poussées successives finissent par laisser sur l'urèthre postérieur une empreinte chronique. Sans être trop répétée, la miction est cependant un peu impérieuse, la fin de l'urine trouble, etc. Et ceci dure des semaines et des mois. Les balsamiques ne suffiront évidemment plus. Que faire?

Deux procédés sont recommandables : les *grands lavages* ou les *instillations.*

a) *Les grands lavages* font merveille dans ces uréthrites généralisées, à la fois antérieures et postérieures, à la double condition que l'inflammation n'ait aucun caractère aigu, et que les malades les prennent facilement. Il est utile de cocaïner au préalable l'urèthre antérieur ou le sphincter. Mais il est nécessaire d'employer, surtout au début, des doses faibles, très faibles. Le permanganate de potasse, en solution à 1 p. 10.000, à 1 p. 5.000 donne les meilleurs résultats. En cinq ou six lavages les symptômes d'inflammation, tant antérieure que postérieure, disparaissent. Mais il est bon de prolonger le traitement douze à quinze jours au moins, sauf signes d'intolérance vésicale, pour obtenir de bonnes guérisons. Il est inutile et même dangereux de le prolonger trop longtemps.

b) *Les instillations* trouvent également ici une de leurs meilleures indications. On peut traiter l'urèthre antérieur comme il convient, en même temps que, à l'aide de la sonde à boule olivaire, on porte dans l'urèthre postérieur les solutions destinées à le cicatriser. Le passage du sphincter étant toujours un peu pénible, il est bon de ne pas dépasser les numéros 13 ou 14 de la filière Charière. Le malade ayant uriné, la sonde glycérinée ou huilée est glissée jusqu'au sphincter qu'elle franchit doucement. On appuie alors le talon de la sonde contre ce sphincter qui nous servira de point de repère et on ajuste au pavillon la seringue garnie du liquide à instiller. On avance doucement, de 2 ou 3 centimètres environ, jusqu'à ce que l'on perçoive le petit ressaut déterminé par le col de la vessie, tout en déversant le long du trajet, une quantité plus ou moins grande de la solution.

Il est presque impossible d'empêcher le liquide ainsi instillé de pénétrer partiellement dans la vessie. Cette pénétration, souvent utile d'ailleurs, est en tout cas indifférente lorsqu'il s'agit de liquides peu cautérisants. Mais quand on emploie du nitrate d'argent, l'action de ce sel sur la muqueuse du col vésical est des plus désagréables. Outre la douleur immédiate, le malade a du ténesme vésical pendant deux ou trois heures, souvent des uréthrorrhagies et des symptômes de prostatite aiguë. Ainsi s'explique la très mauvaise réputation qu'ont chez nous les instillations, dont la seule proposition fait pâlir les malades les plus endurcis.

Cette terreur est exagérée, et la faute en est surtout aux débauches d'instillations argentiques dont certains praticiens sont coupables. Il semble vraiment qu'en matière d'instillations, il n'y ait pas de guérison en dehors du nitrate d'argent. Or il est bon de savoir qu'on obtient des résultats rapides et excellents avec d'autres substances. Dans les cas peu intenses, on calme très bien l'urèthre postérieur avec les différents goudrons, ichtyol (2-5 p. 100), thigénol (10-20 p. 100), goménol (10-20 p. 100), etc., dont on déverse 3 à 6 centimètres cubes sur le col vésical et l'urèthre postérieur. Dans des cas plus résistants, le protargol (5-10 p. 100) en quantité moindre, est également assez bien supporté. Enfin, quand le nitrate est nécessaire, on doit le plus possible restreindre son action à l'urèthre postérieur, et n'instiller que quelques gouttes d'une solution à 1 p. 50. Une bonne précaution consiste à laisser dans la vessie une certaine quantité d'urine, qui précipite le sel d'argent égaré au delà du col, et le rend inoffensif.

Enfin il est inutile de prolonger cette médication au delà de la sixième instillation. Quand l'effet recherché n'est pas obtenu, on ne l'aura pas davantage en insistant. Mieux vaut revenir pour quelque temps au repos et aux balsamiques, avant de faire un nouvel essai, si on le juge utile.

§ 3. — URÉTHRITES ANCIENNES, PROFONDES, FIBREUSES (INFILTRATIONS DURES)

Il reste entendu que nous donnons, ici comme ailleurs, les grandes indications thérapeutiques, et les procédés les plus connus, sans avoir la prétention de créer un traitement stéréotypé, qui serait mauvais par cela même. Chaque cas, léger ou tenace, est variable, et c'est le propre du médecin de savoir proportionner le remède au mal, et aussi au malade. Plus que dans toute autre forme, ce principe est ici de règle.

1° **Premier degré : uréthrites antérieures, forme infiltrative ou glandulaire.** — Commencer, comme il est de règle, par accorder au malade trois ou quatre jours de repos, que l'on met à profit pour l'examen clinique et microscopique de la sécrétion uréthrale, de ses variations, de sa réaction plus ou moins grande aux irritations. Quand on est bien certain que tout épisode aigu n'est plus à craindre, on recherche à l'aide d'une sonde à bout olivaire quel est le calibre du canal. Cette sonde est promenée doucement du méat au col vésical. En règle générale, la sonde n° 18 de la filière Charrière doit passer librement, sans frottements trop marqués, ni douleur appréciable, si ce n'est une certaine sensation au niveau du sphincter. Avec un peu d'habitude, on reconnaît déjà très bien à cet examen les régions plus stricturées ou plus raboteuses. Un examen uréthroscopique peut, au besoin, préciser cette notion et déceler les localisations des plaques granuleuses ou blanchâtres.

Ceci fait, et si le canal — fait habituel — n'a pas le calibre voulu, on procède tout d'abord à une *dilatation*, que je conseille de faire tout d'abord avec des bougies en gomme, puis avec des Béniqué, après miction et lavage préalable de l'urèthre. En une séance, on peut gagner 6 à 8 numéros et pousser jusqu'au n° 24 de la filière Charrière en évitant toutefois les hémorrhagies et les douleurs trop vives.

Il faut toujours agir avec douceur et précaution. En cas d'oubli de cette règle, quelque poussée fébrile, orchite ou cystite vous la rappellera forcément. Après lavage de l'urèthre antérieur, il est bon d'injecter dans le canal à l'aide d'une seringue une certaine quantité d'huile cocaïnée (se rappeler que la cocaïne-alcaloïde seule est soluble dans l'huile). On passe alors quelques sondes en gomme qui préparent la voie et font connaître le siège des obstacles, s'il y en a. Puis on introduit le Béniqué qui correspond à peu près à la sonde en gomme introduite en dernier lieu. On doit se souvenir que la violence est inutile, que le Béniqué doit franchir le sphincter de son propre poids, pour ainsi dire, à l'aide d'une poussée légère d'un doigt sur son pavillon. Cette simple poussée, à peine augmentée mais prolongée, suffit habituellement à l'introduction dans la vessie, marquée extérieurement par l'abaissement du pavillon qui se rapproche des jambes et s'éloigne du ventre.

Quand on a ainsi introduit un Béniqué, on le laisse en place une minute, puis on le retire pour le remplacer par le numéro supérieur. On peut ainsi gagner trois ou quatre numéros en une séance.

Le dernier numéro introduit est laissé en place aussi longtemps que le permettra la patience du malade, soit cinq à dix minutes, rarement plus.

Pendant ce temps, on fait doucement des massages du canal sur le Béniqué. Les doigts promenés depuis le périné jusqu'au gland compriment les parois inférieures et latérales entre eux et le métal, de façon à exprimer les infiltrations, à racler les glandules et les réceptacles purulents. Très doux au début, ce massage peut être augmenté et devenir assez vigoureux. On finit d'ailleurs par sentir très bien sous les doigts les points indurés ou glandulaires sur lesquels doit porter l'effort du massage.

Au cours de la séance, et surtout à la fin, un grand lavage uréthro-vésical au permanganate de potasse faible entraînera tous les exsudats.

On a créé divers appareils pour faire à la fois dilatation, massage et lavage. Le plus récent est le laveur uréthral du Dr Jeanbrau (de Montpellier) qui correspond également le mieux à ces diverses indications. C'est une sonde en laiton à petite courbure, creusée de quatre cannelures, séparées par des angles mousses, et percées sur toutes leurs longueurs de trous permettant le passage du liquide.

Cette dilatation détermine habituellement une légère réaction purulente. On attend alors une journée pour commencer une médication assez semblable à celle que j'ai décrite précédemment, à l'aide des *injections de sels argentiques,* et particulièrement de *protargol.*

Comme l'a très bien fait ressortir Motz (*Annales de Guyon,* 1903), un fait essentiel domine cette thérapeutique : l'épithélium superficiel, en voie de transformation fibreuse, n'est plus aussi apte à ressentir l'action des médicaments. Il faut que ceux-ci agissent *fortement* et *longuement* sur cette muqueuse transformée, pour détruire ce tissu résistant et faire sentir leur action au delà de la barrière protectrice qu'il leur oppose. D'où deux conclusions : d'abord qu'il est tout à fait inutile d'employer les solutions légères, antiseptiques ou astringentes, et que *seuls les cautérisants, les kératolytiques, les sels d'argent,* en un mot, *auront une action efficace*; ensuite il est clair que *plus longtemps le liquide employé sera en présence de la muqueuse*, plus il y aura de chances pour que celle-ci soit imprégnée et traversée. D'où le principe d'*employer de préférence des solutions argentiques, à dose supportable, mais en injections très prolongées*.

C'est ainsi que nos maîtres du siècle passé, Diday entre autres, obtenaient dans les blennorrhées de belles guérisons par l'emploi judicieux du nitrate d'argent dosé de 0,05 à 0,25 centigrammes p. 100. Aujourd'hui nous employons plutôt des préparations moins irritantes, telles que le protargol, la largine, l'argentamine, qui présentent le gros avantage de pouvoir être gardées très longtemps dans le canal sans amener d'irritation.

Motz conseille de garder dans l'urèthre pendant plusieurs heures le mélange :

Hermophényl.	0,50-1	gramme.
Protargol.	0,50-1	—
Glycérine.	30	—
Chlorydr. de cocaïne	1	—
Eau distillée	1000	—

Dans l'intervalle on fera naturellement des dilatations, ou des massages sur Béniqué, suivant les cas.

Ceci me paraît insuffisant comme dose et bien difficile comme réalisation, malgré les savants bandages dont on peut entourer le gland.

Je préfère pour ma part les *solutions fortes de*

prolargol. Le soir même de la première séance de dilatation que je pratique le matin, le malade fait une injection de prolargol à 3 p. 100 qu'il garde de deux à trois minutes. Cette injection sera gardée cinq minutes le lendemain soir, puis dix et quinze minutes les jours suivants. Dès le quatrième ou cinquième jour, je tâche d'élever la dose à 4, quelquefois 5 p. 100, et je la fais garder le même temps, sauf irritation dont le malade doit être prévenu. Le matin, je ne conseille aucun topique, car l'irritation est encore trop marquée. Cependant, quand cela est possible, un grand lavage au permanganate de potasse à 0,10 centigrammes p. 1000 complète bien la médication.

Le malade continue ces injections huit jours durant. S'il les supporte bien, je fais, à trois jours d'intervalle, deux instillations de quelques gouttes de nitrate d'argent à la dose de 1 p. 50 environ, en m'efforçant de déposer ce liquide au niveau des plaques raboteuses, des infiltrations dures, décelées par les examens antérieurs. Si ces examens ont été négatifs ou n'ont pu être faits, déposez ce liquide, avec la précaution habituelle, au niveau du cul-de-sac bulbaire, siège fréquent de ces lésions.

Ces huit jours étant passés, je fais cesser les injections et accorde vingt-quatre heures de repos à l'urèthre, avant de reprendre une seconde séance de dilatation, à l'aide des bougies en gomme, ou mieux des Béniqués. Il est utile de pousser alors la dilatation au maximum, compatible avec la résistance du malade et de la muqueuse. Pour ce faire, la cocaïne est quelquefois utile. Sauf méats anormalement petits, il n'est pas recommandé de pratiquer la méatomie.

Douze à quinze jours d'injections au protargol, deux ou trois instillations, et j'attends le résultat. S'il est bon, sans être suffisant, je refais la même série une fois encore. Sinon, je cherche ailleurs la cause de cette persistance, endoscope en main, et la trouve quelquefois.

Je recommande cet ensemble de procédés, parce qu'il est d'une application simple, parce qu'il n'excède, ni comme instrumentation, ni comme science, ce que tout praticien doit posséder et savoir, enfin parce qu'il m'a donné des résultats excellents dans quantité de cas anciens, récidivants et difficiles.

Loin de moi, la pensée de m'attribuer le mérite d'une découverte. Avec une ordonnance plus ou moins semblable, on retrouverait cette méthode, dilatations et injections alternatives, dans la plupart des ouvrages spéciaux. Seuls les sels employés et quelques détails peuvent différer.

Ces détails ont été diversement compris, depuis l'époque déjà ancienne de Béniqué, Rollet et Desormaux, jusqu'aux récents travaux de G. Luys, mais le principe est resté le même : il s'agit toujours d'une dilatation, précédant ou suivant les lavages, injections, instillations ou autres topiques. Pour prendre un exemple, voici *l'un des procédés recommandés par Guyon* :

Après miction : lavage du gland, du méat et de l'urèthre avec une solution boriquée ou sublimée à 1 p. 20.000, puis remplissage de la vessie par pression avec l'une de ces solutions (sublimé, si la vessie est infectée). On passe alors successivement trois numéros de Béniqué, stérilisés et graissés. On laisse le dernier, le plus volumineux, le plus longtemps possible.

Après l'avoir retiré, on laisse uriner la solution injectée. Enfin, on termine par une instillation d'une solution de nitrate d'argent, à la dose voulue et au lieu approprié. Les topiques sont d'ailleurs très variables, mais ceux-là seuls qui cautérisent fortement, sont recommandables, tel le sulfate de cuivre ou les sels d'argent.

Enfin, je dois également signaler le procédé, peu connu en France, qui consiste à combiner l'action mécanique de la dilatation à l'influence pénétrante des *pommades médicamenteuses*. Celle-ci peut s'obtenir de deux façons, soit comme le faisait Unna, en enduisant les sondes avec une pommade de ce genre :

Nitrate d'agent	1	gramme.
Baume du Pérou	2	—
Parrafine	10	—
Vaseline	82	—

Soit (procédé de Tommasoli) en injectant directement à l'aide d'une seringue ou d'un porte remède, le mélange :

Nitrate d'argent ou sulfate de cuivre. .   1 à 5 grammes.
Huile d'olive.   5   —
Lanoline.   95   —

On a également fait des bougies médicamenteuses au beurre de cacao, contenant des astringents (alun, tanin ou sulfate de zinc, ou du nitrate d'argent). Elles ont été très recommandées par Ultzmann[1].

Restant sur le terrain des notions acquises, et m'adressant aux praticiens, je dirai :

En présence d'un écoulement peu marqué, mais ancien, tenace, récidivant, ayant résisté à de nombreuses médications, on est tout à fait autorisé à espérer de bons résultats de la dilatation, à l'aide des bougies en gomme, ou mieux, des Béniqués. Celle-ci détruit le revêtement fibreux, exprime les placards infiltrés, vide les repaires microbiens; et les topiques injectés dans l'intervalle cautérisent ces tissus réassouplis et nettoient les déchets réactionnels. C'est là une ressource sérieuse, et souvent la dernière, pour le médecin non familiarisé avec l'emploi des instruments plus complexes, d'un maniement plus délicat, dont je vais maintenant parler.

---

1. M. Deguy (in *Thérapeutique vénérienne*, 1909, p. 28), vient de faire d'intéressants essais avec ces topiques gras, en les injectant à l'aide d'une seringue comme pansement du canal, à la suite d'une dilatation. Il a obtenu des résultats qui encouragent d'autres essais.

11.

2ᵛ Deuxième degré : uréthrites antérieures : formes sèches, folliculaires. — Malgré tous ses avantages, la dilatation sur Béniqué est quelquefois mal commode et insuffisante. Le premier inconvénient est dans l'étroitesse du méat qui, chez nombre d'individus, empêche l'introduction de numéros assez volumineux pour permettre une vraie dilatation des régions bulbaires, inconvénient auquel l'incision du méat, souvent refusée par le malade, n'apporte pas toujours un remède. Il est également exact que la dilatation sur Béniqué est uniforme, qu'elle ne se systématise pas sur les régions stricturées, rétrécissements larges ou plaques leucoplasiques circonscrites. Il faut enfin reconnaitre que la plupart des glandulites et folliculites résistent à cette dilatation et exigent l'attaque directe par des moyens plus précis.

Ces objections seront d'autant plus vraies que l'uréthrite sera plus ancienne, la transformation fibreuse plus avancée, l'infiltration péri-lacunaire plus profonde, les follicules clos plus nombreux.

Il faudra donc recourir à des instruments spéciaux, permettant une dilatation plus localisée, plus complète et en même temps moins brutale.

Cette thérapeutique, que nous pouvons encore qualifier de récente, est, en France, l'apanage de quelques spécialistes. La délicatesse de son application, à défaut de difficultés véritables, expliquerait suffisamment la non-généralisation de son emploi. Mais il y a une autre cause qu'il faut signaler de suite, je veux dire la rareté de ses indications réelles et nécessaires. Pour qui se refuse à entreprendre des traitements stéréotypés et sans indications précises, les cas sont rares, où toute cette instrumentation minutieuse est *absolument* nécessaire. Et sauf ces quelques exceptions, nous pouvons affirmer que peu de blennorrhagies, si anciennes qu'elles soient, résistent à l'une ou l'autre des médications, telles que nous les avons décrites jusqu'ici.

Pour ce qui suit, je me suis aidé, à la lumière de quelques notions personnelles, des travaux très documentés des spécialistes de la question et entre autres : Oberlander et Köllmann, Luys, Verhoogen, Janet, Motz, Cathelin, Wassidlo, Menahem-Ilodara.

La technique diffère suivant que l'on veut traiter *des plaques indurées et infiltrées*, ou atteindre *de petits points glandulaires*. Dans le premier cas, la *dilatation à l'aide d'instruments spéciaux*, dans le second cas, la *cautérisation directe* et *l'électrolyse*. Bien souvent, les deux sont successivement nécessaires.

A. La dilatation de l'urèthre. Instrumentation et technique. — On a construit un certain nombre de *dilatateurs de l'urèthre*. Ceux d'Otis sont les plus connus en Amérique. Nous employons, en Europe, ceux d'Oberlander et de Köllmann.

Les *dilatateurs d'Oberlander* se présentent sous

quatre formes, de longueur différente, suivant qu'ils servent à dilater l'urèthre antérieur, le bulbe ou l'urèthre postérieur. Les deux premiers sont destinés à l'urèthre antérieur, et pénètrent l'un à 17, l'autre à 21 centimètres. Ils sont constitués par deux branches parallèles en acier. Leur extrémité visible est munie d'un cadran numéroté et d'une aiguille qui indique le numéro de la dilatation à mesure que l'on tourne la vis. Le troisième dilatateur a une forme un peu courbe, il est utilisé pour le bulbe. Enfin le quatrième a la forme d'un Béniqué et il sert pour l'urèthre postérieur.

Pour préparer les dilatateurs, nettoyés au préalable avec un pinceau imbibé d'éther ou de benzine, on les graisse à la glycérine et on les encapuchonne avec des chemises de caoutchouc bien tirés, de manière à ce qu'elles ne forment pas de plis, et ne puissent pincer la muqueuse. On glycérine ensuite le caoutchouc avant de procéder à l'introduction de l'instrument.

Sur le même principe, *Köllmann* a construit de nouveaux dilatateurs, mais à quatre branches, droites pour l'urèthre antérieur, courbes pour l'urèthre postérieur. Cette multiplicité de branches permet de faire la dilatation avec beaucoup plus de douceur. Comme pour le précédent, on enveloppe les branches avec un capuchon de caoutchouc.

Pour l'un comme pour l'autre, il est préférable de cocaïniser l'urèthre au préalable.

Je voudrais maintenant exposer, le plus clairement possible, les règles générales qui régissent l'application de cette méthode, de telle façon que tout praticien fut à même de l'essayer à l'occasion. Désirant faire œuvre synthétique, je n'ai pas voulu rapporter plus ou moins fidèlement le procédé de tel ou tel maitre en uréthrométrie. Au courant de mes lectures et de mes essais, j'ai noté, parmi les procédés et les conseils, ceux qui m'ont paru bons et recommandables. Je livre cet ensemble à la critique et aux expérimentations.

Conduite générale du traitement par la dilatation. — Avant toute chose, il faut *s'assurer de la susceptibilité du canal* (Oberlander). Le sondage à l'aide de la sonde olivaire n° 18 ou 20 nous donne un premier renseignement, qui sera certifié par le passage d'un Béniqué de calibre moyen et précisé par l'examen uréthroscopique. Ce dernier examen, longuement et minutieusement exécuté, nous montrera les points les plus malades, les infiltrations molles ou dures, les plaques granuleuses ou blanchâtres, les orifices des glandes de Littre ou des lacunes de Morgagni, s'il y en a. Le tout sera noté sur un schéma approprié.

En suite de ces premières manœuvres, il survient souvent une certaine irritation, du pus en plus grande abondance, des mictions douloureuses, du sang. Si cette réaction persiste quelques jours, cela signifie qu'il y aura danger à perpétuer au travers de cette urèthre trop sensible des manœuvres de force. Mieux vaut revenir pour quelque temps encore à la médication interne, au repos génital, aux injections calmantes ou faiblement antiseptiques. Si, au contraire, la réaction est nulle ou de courte durée, cela signifie que les infiltrations dures dominent, que la médication de douceur est impuissante et que l'on peut avec quelque profit, tenter le traitement direct des placards infiltrés et des réceptacles glandulaires.

Donc, nous pouvons procéder à une *première séance de dilatation*, en prenant comme point de départ, le numéro utilisé du tube endoscopique, à condition que celui-ci ait pu être introduit sans effraction. Ceci va en général du n° 18 au 26 de la filière Charrière. Au préalable, quelques lavages au permanganate très faible (1 p. 5000), me paraissent suffisants. Les lavages au sublimé ou au nitrate d'argent ou aux astringents (Oberlander) me semblent être plutôt une gêne qu'un adjuvant.

Il faut choisir le genre de dilatateur approprié au cas que l'on veut traiter, qu'il soit du modèle d'Oberlander ou de celui de Köllmann. Neuf fois sur dix, la dilatation doit porter sur l'urèthre antérieur, et l'on aura le choix entre les trois dilatateurs droits ou obliques à deux branches d'Oberlander ou le dilatateur droit à quatre branches de Köllmann. Je ne cache pas mes sympathies pour ce dernier instrument, à cause de sa douceur, de la facilité relative de son maniement, et peut-être aussi parce que je le connais mieux que les autres.

L'instrument choisi est glycériné, glissé dans sa gaine de caoutchouc, reglycériné et introduit dans le canal, le malade étant couché. Suivant la région que l'on veut dilater, l'instrument est introduit plus ou moins profondément. La plupart du temps, on l'introduit à fond jusqu'au sphincter ; car il est bien rare que quelque réceptacle purulent n'existe pas dans la région pré-sphinctérienne. Dans ces conditions, les dilatateurs droits restent dans une position verticale par rapport au malade couché ; le dilatateur oblique fait avec le corps un angle d'environ 45°.

L'instrument étant en place, on procède à la dilatation proprement dite. Extérieurement, adaptés au pavillon des sondes dilatatrices, se trouvent une vis dont l'action détermine l'écartement des branches, et un cadran sur lequel une aiguille indique le numéro de la dilatation. Il est essentiel de savoir que la dilatation, au cours d'une première séance, ne doit sous aucun prétexte dépasser deux numéros, ou trois, tout au plus. L'instrument est ainsi laissé en place un certain temps, variable avec les sensations éprouvées par le malade, puis retiré doucement.

Diverses éventualités peuvent alors survenir, qui vont guider notre médication. En général, il y a toujours une certaine réaction, marquée par la douleur, du pus et un peu de sang. Loin de s'effrayer de cet ensemble symptomatique, on peut au contraire le considérer comme étant d'un heureux présage pour la future guérison. Tant que persistent ces phénomènes, il est préférable de s'abstenir de toute médication active et de s'en tenir à des lavages ou à des injections antiseptiques très faibles. On peut même recommander l'abstention absolue et les balsamiques à haute dose. Suivant les cas, cette réaction persiste de trois à six jours. Quand elle est terminée, il est possible d'agir plus efficacement sur la muqueuse à l'aide de grands lavages au nitrate d'argent (1 p. 2000) ou au protargol (5 p. 1000) que l'on répétera tous les deux ou trois jours. Dans l'intervalle, le malade fera lui-même, matin et soir, quelques injections à la résorcine, au permanganate ou au protargol, dont la dose, le nombre et la durée, varieront suivant l'état de tranquillité ou d'irritation de la muqueuse.

De huit à douze jours après la première séance, on peut procéder à une *seconde tentative de dilatation*. Je dis tentative, car on n'est pas obligé de gagner encore cette fois deux ou trois numéros. Si l'introduction de l'instrument est pénible, si la réaction déterminée par la première séance a été très vive, si le sang apparaît de suite, mieux vaut en rester au numéro déjà acquis, laisser l'instrument en place un certain temps et remettre la dilatation à plus tard. Si non, on peut cette fois encore gagner quelques numéros (un ou deux suffisent largement) et agir comme précédemment pour le traitement consécutif.

De telles séances peuvent être répétées trois ou quatre fois, pas plus. Les prolonger serait inutile, peut-être même dangereux, quelques lavages suivent la dernière séance et l'on cesse alors toute médication.

Pendant quinze jours, le malade sera en observation, soumis peu à peu aux épreuves gastriques, ou expérimentales, dont le résultat signifiera ou non la guérison. En cas d'échec, il y aura peut-être lieu, si on le juge utile, de reprendre la série de dilatations, en les poussant jusqu'au numéro 40 ou 45 de la filière Charrière (Oberlander), chiffres qui impliquent nécessairement une certaine habitude et une grande prudence.

B. TRAITEMENT DES POINTS LOCALISÉS PAR LA CAUTÉRISATION OU L'ÉLECTROLYSE. — Il est encore possible que quelque repaire lacunaire, impossible à atteindre par la dilatation, soit la cause première de cette persistance; dans ce cas, il ne reste qu'à essayer de l'atteindre par la cautérisation directe ou l'électrolyse. Inutile d'ajouter que, si le premier examen endoscopique démontre l'existence de ces repaires, il y a intérêt à les traiter de suite, dans l'intervalle des séances d'uréthrométrie.

L'uréthroscope est nécessaire pour la recherche de ces points enflammés. Je ne reviens pas sur la description du champ endoscopique, où l'on découvrira de façon plus ou moins visible de petites rougeurs kystiques ou pourvues de tout petits orifices, des fentes lacunaires plus appréciables, et enfin, très rarement, de petites végétations papillomateuses.

Il faut, avec l'aide de la lumière endoscopique, cautériser tout cela. Comment ?

a) Glisser dans le tube endoscopique un petit *tampon de coton imbibé de nitrate ou de teinture d'iode* pour toucher le point douteux, est un moyen employé à l'étranger, mais plutôt inutile, la pénétration *intra*-glandulaire ne se faisant pas. Deux moyens sont possibles ; l'électro-cautère ou l'électrolyse.

b) *L'électro-cautère* est recommandable pour les petits papillomes, pour les lacunes de Morgagni un peu volumineuses, les kystes un peu bombants, et même pour toute glandule, sous la réserve d'une certaine expérience. Le tube endoscopique étant en place, on peut introduire *à froid* la très fine pointe d'un galvano-cautère, puis faire passer le courant et brûler. Point n'est besoin d'insister sur les dangers possibles de pareilles manœuvres entre des mains inhabiles !

c) Avec une instrumentation plus compliquée, *l'électrolyse* est plus simple d'application et moins dangereuse.

Suivant les cas, on peut employer deux sortes d'électrodes, dont Köllmann a bien montré l'emploi particulier. L'un, à pointe mousse, peut être utilisé pour les cryptes de Morgagni, les lacunes bien nettes de la paroi supérieure ; l'autre, à pointe aiguë, est utilisable pour les petits orifices des glandes de Littre. Ce sont de toutes petites tiges de platine, recouvertes de caoutchouc isolant, sauf vers les deux ou trois millimètres terminaux (Köllmann) et que l'on peut recourber en baïonnette (Oberlander).

On adapte à ces électrodes le pôle négatif d'une source électrique (accumulateurs), le pôle positif étant fixé à une plaque métallique adaptée en un point du corps. La pointe électrolytique étant en place, on laisse passer un courant de 1 à 2 milliampères, pendant une à deux minutes (Oberlander) — et même de 3 à 4 milliampères, pendant deux à trois minutes (Wassidlo) pour chaque glande. On ne doit pas traiter plus de trois glandes à la fois. Cette opération détermine, en général, une réaction assez vive. Des injections calmantes pendant quatre ou cinq jours suivies d'un ou deux lavages nitratés à 1 p. 1000, et l'on pourra, huit ou dix jours après la première séance, recommencer l'opération, si besoin est.

De telles séries d'acupunctures peuvent également être dirigées contre les bandes infiltrées et dures des périodes tardives, où les éléments glandulaires et interstitiels sont inextricablement mêlés. On peut aussi se contenter de promener sur ces placards la boule conique métallique de Köllmann, négativement électrolysée, pendant une ou deux minutes. Pour toutes ces opérations, le contrôle endoscopique est nécessaire, afin de ne pas créer une escarre trop volumineuse, source de complications ou de rétrécissements pour l'avenir.

3° Uréthrite postérieure et congestion prostatique.

— Avant toute chose, il faut se demander si la médication suivie n'a pas joué un rôle dans la persistance des phénomènes rétro-sphinctériens et prostatiques. Au cours des pages précédentes, j'ai déjà insisté plusieurs fois sur l'inutilité, et même le danger que présentait la prolongation indéfinie de telle ou telle médication, et particulièrement de celles qui étaient susceptibles d'entretenir une irritation par la répétition d'un traumatisme minime, mais quotidien.

En tête de ces médications congestionnantes, je place les grands lavages uréthro-vésicaux, quand ils sont anormalement prolongés. Les promoteurs de la méthode, Janet en tête, ont toujours répété qu'il était nécessaire de limiter le nombre des lavages et le temps pendant lequel leur action pouvait être favorable. Ce précepte est trop oublié par quantité de praticiens qui, de très bonne foi, pensent que cinquante lavages réussiront là où vingt ont échoué. En général, l'événement ne justifie pas cette conception, et l'on arrive simplement à faire naître toute une série de symptômes douloureux, exprimant la congestion uréthro-prostatique ou l'intolérance vésicale. Trop heureux encore si nous voulons bien reconnaître, grâce à ces symptômes, la fausse route dans laquelle nous nous engagions, au lieu d'incriminer — comme il est trop habituel — le tempérament de notre malade ou la faiblesse des solutions employées.

Tout autre traitement, intensivement répété, pourra aboutir aux mêmes résultats : telles les injections au protargol, à dose forte, lors même qu'elles ne dépassent pas le sphincter ; à plus forte raison, les instillations, et surtout celles de nitrate d'argent. J'ai vu récemment un malade qui, ayant subi par ailleurs 52 instillations, venait me demander quelques conseils ! Je crois même qu'une médication balsamique trop prolongée peut aboutir aux mêmes conséquences, soit par les troubles digestifs qu'elle détermine sur le gros intestin, soit par action directe et congestionnante des médicaments sur la région.

Il suffit de songer à cette possibilité pour la retrouver, grâce à un interrogatoire un peu minutieux. Quand elle existe, la médication est simple et la guérison des lourdeurs, pesanteurs et épreintes s'ensuit rapidement, par suppression de la cause. Ce sont des cas excellents pour le praticien qui les dépiste, lequel fera à peu de frais des guérisons miraculeuses. Qu'il n'oublie surtout pas la déontologie en cette affaire, et qu'il laisse entendre au malade guéri qu'il le doit également à la médication antérieurement suivie !

Mais si, en l'absence de toute faute thérapeutique, ces symptômes surviennent et persistent, que faire ?

Ici encore, je veux distinguer les *cas bénins*, justiciables d'une thérapeutique simple, que le malade peut appliquer lui-même, et ceux, *plus anciens et plus tenaces,* qui exigent des manœuvres plus complexes et l'intervention du praticien.

A. Cas récents et légers. — Une bonne *hygiène,* une réglementation minutieuse des fonctions intestinales, sont la préface nécessaire de toute médication de ce genre. Il est nécessaire que le malade aille très régulièrement à la selle, une fois par jour, autant que possible à la même heure et spontanément. S'il éprouve à cela quelque difficulté, il doit entraîner son intestin par une gymnastique régulière, se présenter chaque jour à la selle, à la même heure, et ne pas craindre quelques efforts pour obtenir un résultat. Quand celui-ci est nul, un lavement huileux ou glycériné aidera l'évacuation. Cette gymnastique, quotidiennement répétée, portera ses fruits, en quelques jours... ou quelques semaines.

Un *régime* approprié aidera la régularité des selles. Alimentation à prédominance végétarienne, légumes verts, fromages frais, fruits cuits ; café au lait. Viandes rôties. Peu de graisses, de viandes fumées ou salées, d'épices, etc.

Boire suivant sa soif, aux repas — et peu dans l'intervalle des repas. — L'alcool, sous toutes ses formes, est manifestement néfaste.

Au besoin, un léger laxatif, le soir avant de se

coucher, mais pas de sels en grande quantité, ni de purgatifs drastiques.

Exercice modéré sans excès. La marche est excellente, la bicyclette est bonne jusqu'à la fatigue exclusivement ; l'automobile, le chemin de fer prolongés sont tolérés avec peine.

L'examen des urines est utile. L'abondance des *urates* impliquera un régime plus sévère. La *phosphaturie* joue, à mon avis, un rôle plus important qu'on ne le pense. Ces malades sont presque toujours des nerveux, qui pissent leurs phosphates en grande quantité, au point que l'urine est une vraie bouillie trouble. J'ai obtenu, au moins trois fois, des améliorations très rapides chez des malades strictement traités antérieurement, en leur donnant de un à trois grammes par jour d'acide lactique ou phosphorique officinal. En trois jours, les urines s'éclaircissaient, la sensation de pesanteur rétro-périnéale disparaissait, les mictions s'espaçaient, et le malade était heureux, pour la première fois, depuis longtemps. Après tout, peut-être s'y mêlait-il aussi un effet suggestif !

Je trouve dans les *lavements chauds* un excellent adjuvant à cette médication hygiénique. Encore faut-il savoir les prendre... et les garder. Le meilleur moment est le soir. Un nettoyage préalable à l'aide d'un lavement ordinaire est utile, sans être nécessaire. En général, une poire de caoutchouc d'une contenance de 2 à 300 centimètres cubes est suffisante.

On emplit cette poire d'eau chaude (38 à 42°) que l'on introduit doucement dans le rectum, après huilage. Ce lavement est ainsi gardé le plus long-temps possible. La plupart de mes malades arrivent à ne pas le rendre avant le lendemain matin.

On peut additionner ce lavement d'un gramme d'antipyrine — dont l'action sédative a un effet heureux sur le système nerveux du petit bassin. Dans quelques cas plus douloureux, 15 à 20 gouttes de laudanum auront une action très rapidement cal-mante.

A défaut des lavements, les grands bains et surtout les bains de siège seront ordonnés.

Reste l'importante question *des rapports sexuels*, importante surtout pour le malade dont la vertu a des limites, et qui, en général, vient de subir déjà quelques mois de chasteté. A ce point de vue, je suis tout à fait formel. Si l'inflammation a complètement disparu du canal antérieur, si elle n'est pas entrete-nue par quelques follicules ou infiltrats encore en activité, il n'y a aucun intérêt pour le malade à s'abstenir complètement de rapports. Au contraire, dirais-je : la continence absolue, mère des érections prolongées et des pollutions nocturnes, est une cause de congestion prostatique, aussi bien que les excès génitaux. Donc, si les expérimentations habituelles me démontrent la non-irritabilité du canal et la dis-parition des gonocoques, j'autorise l'usage et non l'abus. — Hippocrate estimait qu'un honnête homme doit limiter à un contact tous les deux jours, sa dose hygiénique. Ce serait peut-être trop pour un convalescent. La moitié suffit, que l'on peut encore restreindre, si les résultats de cette concession paraissent douteux.

B. Cas plus anciens ou plus tenaces. — On peut agir plus directement sur la prostate de deux façons : soit par l'anus, en introduisant le doigt dans le rectum, soit par l'urèthre, à l'aide d'instruments appropriés. Le premier procédé permettra de palper la prostate, de la vider des exsudats qu'elle contient, de la décongestionner par le massage ; à l'aide du second, on pourra atteindre les nombreuses glandules congestionnées béantes dans l'urèthre postérieur.

a) *Massage de la prostate.* — Du jour où l'on a soupçonné le rôle important de cet organe dans les vieilles uréthrites, le *massage de la prostate* a été proposé comme moyen thérapeutique. Je crois que les premières communications sont de Ebermann (1892). Les Congrès d'urologie de 1898 et de 1900 ont mis la question à l'ordre du jour. J'ai, pour ma part, essayé systématiquement vers cette époque le traitement d'anciennes gouttes militaires par ce procédé. Les résultats, consignés dans le *Lyon médical* (décembre 1901), m'ont paru assez intéressants pour mériter des recherches plus complètes, que j'ai résumées dans une communication au Congrès de

Berlin en 1904. En somme, je considérais que quantités de blennorrhagies chroniques banalement traitées par les injections, les instillations ou les grands lavages gagneraient certainement à être considérés comme des prostatiques chroniques et traités comme telles.

J'ai toujours la même conviction, et les succès obtenus depuis dix ans par le traitement rationnel des congestions prostatiques post-blennorrhagiques m'encouragent encore à rechercher de ce côté la cause des écoulements tenaces. Il me semble cependant que je tendrais, depuis deux ou trois ans, à ne plus accorder une importance aussi prépondérante à l'élément prostatique dans la persistance des « gouttes militaires », c'est-à-dire des écoulements matinaux, encore susceptibles de reviviscences et de contagiosité. « Dans l'*énorme* majorité des cas, ai-je écrit en 1906 (*Précis des maladies vénériennes*, Augagneur et Carle) la prostatite consécutive à la blennorrhagie est la cause ordinaire de la chronicité. » Et bien, je dois aujourd'hui reconnaître que ceci demande explication. En effet, si je suis toujours persuadé que cette prostatite engendre habituellement les écoulements intermittents, plus gênants que douloureux, que nos vieux maîtres qualifiaient de blennorrhées latentes ou de suintements muqueux, du moins ai-je acquis la conviction que la plupart des gouttes matinales, des vraies blennorrhagies chroniques, sont dues à la présence dans l'urèthre antérieur de glandulites, de folliculites ou d'infiltrations plus ou moins étendues.

La part reste encore belle à la prostate, et je suis persuadé, avec nombre d'auteurs, que, dans plus de la moitié des cas, cette glande reste congestionnée de longs mois encore après la guérison clinique ; et pendant cette période de latence, cette congestion est susceptible de réchauffements, de retours offensifs. Il peut s'ensuivre des réinfections passagères de la muqueuse uréthrale, d'où l'explication la plus simple, à mon avis, de la plupart des uréthrites dites spontanées (Congrès de Berlin, 1904).

Dans ces cas à symptômes minimes, mais persistants, le *massage de la prostate* donne des effets rapides, immédiatement appréciés par le malade. Tel qui se plaignait depuis des semaines de lourdeurs périnéales, de fausses envies d'aller à la selle, de mictions impérieuses, est soulagé en deux séances. Tel autre voit disparaître aussi rapidement des névralgies crurales ou testiculaires, des démangeaisons péri-anales, des érections nocturnes persistantes et douloureuses, tous phénomènes ressortissant de la congestion prostatique.

Encore faut-il que ces massages soient faits suivant une certaine technique, peu compliquée d'ailleurs. Le malade est mis « à quatre pattes » ou mieux couché à plat ventre. L'index armé d'un doigt de caoutchouc graissé ou glycériné, est introduit dans l'anus, la face palmaire en avant. Le passage au travers du sphincter doit être très doux ; c'est là un temps désagréable pour le patient : on a de temps à autre des syncopes, peu prolongées d'ailleurs. L'index une fois introduit, prend connaissance de l'organe, apprécie les points faibles et le massage commence avec douceur, sur un lobe, puis sur l'autre, en insistant moins sur la partie médiane, la friction sur cette dernière région occasionnant une désagréable envie d'uriner, à laquelle on ne peut pas toujours résister. D'autant que, comme je l'ai déjà dit, il est bon que le malade conserve une certaine quantité d'urine dans sa vessie.

On augmente alors peu à peu l'intensité des frictions, sur toute l'étendue de la glande, en insistant un peu plus sur les points tuméfiés ou ramollis. Il y a peut-être avantage à masser de la périphérie de la glande au centre (Hogge). La main gauche enfoncée profondément et à plat au dessus du pubis peut servir de point d'appui, de plancher à l'organe et permettre des pressions plus énergiques. On termine par quelques frictions fortes sur les deux lobes. Toute la manœuvre ne doit pas durer plus de trois minutes, sous peine de fatiguer le malade et le médecin.

Suivant les cas, ce massage sera suivi, quand le malade aura uriné, d'instillations ou de grands lavages, si on le juge utile. Cette séance sera renouvelée tous les trois jours environ, jusqu'à concurrence de six à dix massages, suivant les cas.

On a créé divers *instruments* pour faciliter cette opération. Le plus connu est celui de *Felecki*. C'est une sorte de poire allongée, en métal, longue de 13 centimètres, large de 6 dans sa plus grande circonférence. Cette poire est vissée à un manche avec lequel elle fait un angle de 100 degrés.

On peut aussi combiner l'*électrisation et le massage*. L'*appareil de Hogge* est un doigtier en caoutchouc à l'extrémité duquel se trouve une mince feuille de platine dans laquelle vient s'épanouir un faisceau de fils conducteurs. Un courant de 5 à 10 milliampères est bien supporté pendant dix minutes.

Je ne crois pas qu'il y ait grand avantage à l'emploi des instruments métalliques, sauf peut-être si l'on veut atteindre les vésicules séminales, mais je partage l'avis du Dr Rochet qui considère que le massage de ces dernières glandes est superflu.

Quant à l'électricité, l'action endosmotique et résolutive du pôle négatif sort peu du domaine de la théorie. En réalité, le massage agit de deux façons : d'abord par une sorte d'expression de la glande, il détermine l'évacuation dans l'urèthre du contenu des glandes prostatiques ; ensuite, les pressions exercées sur les parois veineuses hâtent leur déplétion, d'où suractivité de la circulation artérielle, augmentation de l'absorption interstitielle, résorption des exsudats ou infiltrats et accroissement de l'activité des fonctions normales. En somme, effets mécaniques et dynàmiques aboutissent au même résultat, et ce résultat, je le répète, est indéniable pour ceux qui l'auront systématiquement recherché dans les cas appropriés.

b) *Cautérisation de l'urèthre postérieur*. — Peu difficile dans son application, moins certain dans ses résultats est le *traitement de la partie uréthrale des glandules prostatiques*.

Quelques auteurs (Grunfeld-Janet) recommandent le traitement direct de la région du verumontanum, à l'aide de badigeonnages topiques, sous le contrôle de l'éclairage. Le tube endoscopique étant arrivé au sphincter, on déprime fortement d'une main le pubis, tandis que de l'autre on rabat entre les jambes le pavillon de l'instrument, tout en poussant doucement. Quand la lumière n'est pas inondée d'urine (fait habituel), on touche directement le verumontanum congestionné avec de la teinture d'iode, avec du chlorure de zinc à 1 p. 10, ou avec du nitrate d'argent à 1 p. 20.

On peut encore, si l'on soupçonne des infiltrations dures dans cette région, employer les dilatateurs courbes d'Oberlander pour les détruire. La structure anatomique de cette région ne permet pas d'admettre comme dans l'urèthre antérieur, l'existence de plaques leucoplasiques, infiltrées ou glandulaires. Aussi nous sommes-nous jusqu'ici abstenus de cette dernière manœuvre, dont l'utilité ne nous a pas paru démontrée.

En général, quelques instillations suffisent, à l'icthyol ou au goménol; tout au plus un peu de protargol faiblement dosé.

J'ai dit que, par les massages et les lavements, judicieusement appliqués, on pouvait obtenir de rapides résultats. Il n'empêche que cette médication, ou toute autre qu'on jugera à propos de lui adjoindre, sera continuée pendant deux à six semaines. Ce laps de temps est nécessaire pour décongestionner la région, et se bien persuader qu'il n'y a pas d'autres lésions canaliculaires. On en profitera pour permettre au malade de reprendre les habitudes d'une vie normale et lui bien démontrer que cette reprise n'a aucune influence néfaste sur son état local.

Ce travail terminal est absolument nécessaire, car il ne faut pas oublier que dans cette forme, autant et peut-être plus que dans toute autre localisation post-blennorrhagique, les malades sont devenus des nerveux, quelquefois des névropathes et même de vrais neurasthéniques, pour peu qu'ils y soient antérieurement prédisposés.

Aussi est-il de règle, à propos des congestions prostatiques, de parler des symptômes nerveux qu'elles déterminent et de leur médication. J'ai dit, dans mon résumé clinique, pourquoi je ne sacrifiais pas à cette coutume. Je considère que ces symptômes nerveux ne sont pas l'apanage des seuls prostatiques, et que toutes les séquelles blennorrhagiques, réelles ou imaginaires, sont susceptibles de déterminer des phénomènes de ce genre chez des individus tarés par une prédisposition héréditaire ou acquise. Je crois donc utile de consacrer un dernier chapitre à ces manifestations nerveuses, tant à cause de la diversité des symptômes que du caractère bien particulier de la thérapeutique à suivre.

CHAPITRE IV

DES ÉTATS NÉVROPATHIQUES POST-BLENNORRHAGIQUES[1]

Un jour, un monsieur vient vous trouver, à l'heure de vos consultations. Son coup d'œil, rapide et connaisseur, parcourt votre cabinet, se rassérène quelques secondes en découvrant votre instrumentation de spécialiste, et s'arrête enfin, à la fois scrutateur et inquiet, sur votre physionomie. Il aborde alors le sujet qui l'amène, et sans autre préambule, vous informe qu'il a un écoulement déjà très ancien, survenu à la suite d'une blennorrhagie datant de plusieurs mois ou plusieurs années, uniformément tenace, malgré tous les traitements, tous les régimes et quelquefois même tous les excès. D'ailleurs, et

[1] Ces états névropathiques peuvent survenir soit au cours de lésions avérées et persistantes, soit en l'absence de toutes lésions réelles ou curables. Pour ne pas tomber dans des redites, j'envisagerai dans ce chapitre la seconde hypothèse ; c'est-à-dire celle où la névrose domine la scène, reléguant au second plan les symptômes à peine appréciables des lésions uro-génitales. — Quand ces dernières existent, il est bien entendu que leur traitement doit marcher concurremment avec celui que je vais exposer.

pour faciliter l'examen, il n'a pas uriné depuis plusieurs heures et sollicite un examen complet, tout à fait complet. Ceci dit, brièvement et sans art, le sujet vous regarde sournoisement et se replie sur son fauteuil, attendant l'effet de sa révélation.

Vous vous mettez froidement au travail, extrayant minutieusement du canal, et puis de la prostate, l'exsudat que vous étalez sur des lamelles de verre. Vous passez des sondes droites ou courbes, molles ou rigides, à la recherche des points folliculaires possibles ; vous recueillez l'urine, mettez le doigt dans l'anus, etc. Toutes opérations que le patient subit avec la grande indifférence qu'engendre l'habitude. Il n'est même pas difficile de démêler qu'une secrète joie l'envahit peu à peu. Et tandis que, au cours de cet examen, la conviction vous est venue, que votre client est aussi bien guéri qu'il est possible, un autre espoir, tout à fait inverse, naît au cœur du malade, qui est venu, lui, pour avoir un traitement, qui y tient et qui courra jusqu'à ce qu'il l'ait trouvé. Si donc vous n'êtes pas trop pressé, gardez momentanément pour vous votre opinion qui vous ferait considérer avec pitié par le malade. Mis en confiance par cet examen, celui-ci se rassied, son regard, terne, d'abord, s'allume un peu, et, d'une voix oppressée il entame le récit longuement médité de ses tribulations.

Ce récit est variable, suivant les cas, mais il s'agit immuablement d'une blennorrhagie classique, plus ou moins mal traitée, restée chronique pendant quelques mois, puis guérie médicalement ou spontanément. Les termes vagues abondent, picotements, lourdeurs, lancées; l'imprécision la plus absolue est de règle dans la désignation des régions douloureuses; les appellations techniques : cystite, gonocoques, filaments, prostate, etc., émaillent son récit, coupé de récriminations amères à l'égard des misérables confrères, qui, plus pressés ou moins spécialisés, lui ont simplement ri au nez, en lui conseillant de s'adonner à toutes les orgies !

D'une poche il tire un petit linge, où, soigneusement étiquettées, de petites gouttes poisseuses ou desséchées représentent l'exsudat matinal et vespéral; d'un carnet, il extrait un papier où sont inscrits heure par heure, les phénomènes perçus au niveau de la région génitale, le nombre des filaments, des mictions, le tout très méticuleusement fait, souvent en encres de diverses couleurs, et d'une écriture soignée ! Enfin, gagné par tant d'attention, et un peu poussé par votre interrogatoire, il en arrivera aux confidences ultimes, aux douleurs dans les reins, aux bouffées de chaleur, aux faiblesses dans les jambes, à la diminution de la puissance virile, conséquences certaines à son avis, de l'état déplorable dans lequel on l'a laissé.

Telle est la petite scène qui se présente de temps à autre à l'attention du médecin génitologue, pourvu qu'il veuille bien doubler sa science d'un peu de philosophie, et se persuader qu'en matière médicale la lésion anatomique n'est pas tout; qu'ici comme ailleurs, il faut faire la part de notre pauvre système nerveux, et ne pas considérer comme méprisables les conséquences pathologiques de sa déséquilibration.

Cette étude mériterait de longs développements qui excéderaient les limites de ce chapitre. Cependant je ne saurais mieux terminer cet ouvrage qu'en consacrant quelques pages à ces états névropathiques, conséquences trop fréquentes des blennorrhagies, et dont le traitement, aussi difficile que celui des vieilles lésions inflammatoires, exige encore plus de qualités de la part du médecin.

J'envisagerai donc successivement :

1° Les causes les plus probables de ces états nerveux,

2° Leurs manifestations les plus habituelles.

3° Les traitements que l'on peut conseiller.

§ 1. — Nature et causes de ces états névropathiques

L'on admet classiquement que deux conditions favorisent l'apparition de ces symptômes nerveux : d'abord une prédisposition névrosique antérieure, un « tempérament nerveux », ensuite la localisation des séquelles blennorrhagiques à la prostate. La lecture des auteurs nous montre en effet la part essentielle que la plupart d'entre eux accordent aux lésions de la prostate dans la genèse de ces névropathies.

Leur description n'est en somme qu'un appendice au chapitre des blennopathies prostatiques (Guiart, Finger, etc.). Nous avons fait de même dans notre *Précis des maladies vénériennes* (Augagneur et Carle). Récemment, le Congrès d'Urologie de 1908 mit à l'ordre du jour la question de la physiologie pathologique de la prostate. Dans les rapports autorisés de Wossidlo (de Berlin), de Rovsing (de Copenhague) on parla longuement des connexions intimes des névroses et des nerfs de la prostate, de sa sécrétion interne et de la démence. Un chirurgien de Mexico (Lombardo) proposa même le traitement de la neurasthénie par le décollement de la prostate et le drainage vésical trans-prostatique, mettant la guérison sur le compte des modifications apportées dans les nerfs de la région par le trauma opératoire !

1° Rôle de la congestion prostatique. — Sans aller jusqu'à discuter des propositions aussi hasardeuses, nous reconnaîtrons cependant qu'il y a dans ces conceptions une grande part de vérité, en ce sens que de toutes les séquelles blennorrhagiques, la congestion prostatique est la plus fréquente, la plus persistante et la plus appréciable. Alors que le canal est depuis longtemps asséché, la prostate peut encore rester irritable, hygrométrique pour ains dire, réagissant plus ou moins à toutes les causes de congestion : constipation, excès génitaux ou alimentaires, sports, etc. Il est vrai que cette réaction est absolument insignifiante, consistant en de vagues sensations de lourdeur périnéale, des mictions un peu pressantes, des picotements péri-anaux, tous phénomènes ultra-minimes et très intermittents. Je crois que presque tous les anciens blennorrhagiens conservent pendant des mois quelques symptômes de ce genre, et n'en ont cure. Mais que ceux-ci surviennent sur un sujet prédisposé, et ils prendront peu à peu à ses yeux une importance d'autant plus grande que son attention hypnotisée sur cette région lui en fera percevoir les moindres sensations, même les plus normales, pour les présenter dans un sens pathologique à son esprit suggestionné.

2° Rôle de la prédisposition nerveuse du malade. — Actuellement, après avoir consacré de longues heures à l'examen physique et moral de plusieurs centaines de malades de ce genre, j'ai l'absolue conviction que cette prédisposition morbide à l'obsession est le fait essentiel, dominant, dans l'étiologie de ces états névropathiques, et que la localisation prostatique n'est qu'une des causes déterminantes, au même titre que toute autre localisation uro-génitale.

Ces malades sont des obsédés, presque toujours congénitaux, ayant souvent donné antérieurement des preuves de cette tendance à l'inquiétude morbide, et l'incident blennorrhagique n'a fait que fixer momentanément leur attention hyperexcitée, sur cette région. Que le plus grand nombre localisent leurs sensations sur la région ano-périnéale, il n'y a rien là que de compréhensible, puisque la plupart des chaudes-pisses prolongées laissent après elles de la congestion prostatique ; mais que le hasard des circonstances détermine chez ces mêmes malades une autre localisation, balanique ou pénienne, et le résultat sera exactement le même ; ce malade fera de la névropathie au même titre que le prostatique le plus endurci.

J'ai dans mes observations toute une série de malades qui jamais n'ont accusé un seul symptôme de prostatisme, mais chez qui, par contre ont persisté soit des filaments ou un suintement muqueux, soit un follicule enkysté de l'urèthre antérieur, cadavre absolument mort, incapable de réveil sous n'importe quelle influence. Eh bien, j'ai vu ces malades accuser peu à peu les mêmes symptômes nerveux que les autres. Obsédés par ce petit grain à peine perceptible, par cette goutte gélatineuse, je les ai vus suivre cette même filière névropathique, que l'on attribue classiquement aux seuls prostatiques ou faux prostatiques : d'abord les picotements dans la verge, puis les irradiations névralgiques, la faiblesse, l'impuissance, etc. Avec quelques différences dans les symptômes du début, ces malades aboutissaient au même état de névrose que n'importe quel prostatique.

Et pourquoi vouloir faire de ce prostatisme quelque chose de particulier, alors que dans tout autre état pathologique, on peut retrouver pareille disposition?

Voilà un vieux syphilitique de quarante-cinq à cinquante ans. Dix fois par semaine il vient tirer sa langue devant vous aux fins de dépister une leucoplasie imaginaire. Chez lui, il a acheté une glace à trois faces pour s'examiner plus commodément, et passer de longues heures à se tortiller la langue dans tous les sens. Et l'obsédé herpétique? L'avons-nous rencontré assez souvent, examinant à la loupe les replis balano-préputiaux, ayant compté les petites glandes de la région, s'arrêtant à tous les pissoirs pour contempler son gland avec sollicitude. Et le pseudo-syphilitique qui croit avoir « quelque chose à la gorge! » Celui-là est le plus terrible de tous, à mon avis, car il est presque inguérissable, chaque parcelle alimentaire arrêtée sur l'amygdale le ramenant immuablement chez vous. « Cette fois, docteur, vous ne direz pas que ce n'est rien ! ».

Et combien d'autres encore observons-nous parmi nos dermatoses, depuis la jeune fille qu'affole quelques points noirs disséminés sur les ailes du nez jusqu'à l'opulente matrone que la perte de ses cheveux conduit au marasme. La liste serait infinie, des obsédés de ce genre. Eh bien, observez-les bien complètement, faites pour eux ce que j'ai fait pour mes faux blennorrhagiens et vous verrez toujours deux choses : d'abord l'évidente prédisposition de tous ces malades à l'obsession, prédisposition déjà manifestée antérieurement pour de futiles motifs, ensuite (si on ne les guérit pas auparavant) les conséquences tout à fait imprévues que peuvent avoir sur l'organisme, et même les organes, ces symptômes si imperceptibles et insignifiants. Je le répète, je ne crois pas qu'il y ait là rien de spécial, ni à la prostate, ni même à l'appareil uro-génital, tout en reconnaissant cependant que les affections portant atteinte au fonctionnement de cet appareil, prédisposent, plus que les autres, à la névropathie.

3° De l'influence du médecin. — Dans la genèse de son état, telle est donc la part du malade, que cette part soit consciente ou inconsciente, congénitale ou acquise. Mais il faut reconnaitre qu'il n'est pas toujours seul coupable. En toute humilité, je me demande si nous ne sommes pas quelquefois, nous autres médecins, les incitateurs inconscients de nos malades, et si nous ne contribuons pas dans une certaine mesure au développement de leurs suggestions :

« Vous prétendez que je suis guéri, me dit mon malade, et cependant le Dᴿ X. que j'ai consulté m'a dit que je ne serais pas guéri tant que j'aurais des filaments dans mon urine. Le Dᴿ Y. a ajouté que le canal devait être absolument sec ; enfin le Dr Z. m'a assuré que lorsqu'on avait attrappé la chaude-pisse, c'était pour la vie, qu'elle ne guérissait jamais et que c'était toujours la même qui revenait. » Phrases trop souvent entendues, qui se sont ancrées comme un coin dans l'esprit du malade, et que vous aurez toutes les peines du monde à déloger.

Chers confrères, n'exagérons rien, surtout lorsque nous devinons chez un malade un sens d'observation méticuleuse ou maladive. Nous avons deux façons de faire du mal, et quelquefois beaucoup de mal : d'abord en exigeant des conditions de guérison difficiles à réaliser et, en tout cas, impossibles à apprécier pour le malade, ensuite en ne proportionnant pas, dans un traitement, le remède proposé au mal réel. Quelques mots sur ces deux points :

Sans insister, je souligne cette assertion baroque, trop souvent entendue, je le répète, que la chaude-pisse ne guérit pas, qu'elle revient toujours, etc. Laissons cette phraséologie au jeune fêtard qui trouve là un bon prétexte à ne pas traiter sa goutte militaire ; mais épargnons-nous ces affirmations, qui, sous une forme vaguement plaisante, cachent simplement un aveu d'impuissance de la part de celui qui la fait.

Mais ce que je veux surtout faire ressortir, c'est l'inutilité de parler devant le malade de choses qu'il ne peut comprendre.

Prenons un exemple : les *filaments*. Voilà une

des phobies les plus répandues. J'ai toute une série
de malades qui m'apportent au moins une fois par
semaine, des flacons d'urine matinale dans lesquels
nagent de petits serpentins. Et tant que persisteront
ces petits cheveux, ils ne se croiront pas guéris, lors
même que les expériences les plus immorales et les
examens microscopiques les plus prolongés auront
certifié l'absence de gonocoques et de pus. A qui la
faute? Dans la majorité des cas, la faute en est à
l'ouvrage plus ou moins scientifique qu'aura feuilleté
le malade, soit qu'il l'ait mal choisi, soit qu'il l'ait
mal compris. Mais quelquefois aussi le coupable est
le médecin qui a trop insisté sur l'importance de ces
filaments.

En réalité, le filament n'est rien, son contenu est
tout. Il y a des filaments purulents et microbiens,
c'est entendu, mais il y en a aussi de muco-fibri-
neux qui sont absolument inoffensifs et que l'on
peut retrouver toute sa vie sans le moindre inconvénient. Cette distinction, le malade ne peut la faire,
et c'est pourquoi il est tout à fait inutile de parler
devant lui de filaments et surtout d'attacher à leur
présence une importance pronostique exagérée.

Ce n'est pas l'avis de tous, je le sais. Voici par
exemple un article de Verhoogen (*Traitement par
la dilatation. Annales de Guyon*, 1896) où l'auteur
exige la disparition *absolue* de toute espèce de filaments avant de déclarer son malade guéri. Je crois,
pour ma part, que même entre les mains d'un maître,

comme Verhoogen, des traitements aussi poussés ne sont pas toujours utiles. Mais je n'hésite pas à les considérer comme dangereux, en d'autres mains moins expertes, d'abord au point de vue technique ensuite parce qu'ils prédisposent à la névropathie.

En traitant outre mesure, en ne proportionnant pas, en faisant des traitements rigoureux pour des lésions insignifiantes, en introduisant à tout propos, et même hors de propos. des instruments métalliques dans le canal, on crée d'abord, on entretient ensuite chez le malade, cette idée qu'il est atteint d'une affection grave et très difficilement guérissable. Et quand on les a mis en état de moindre résistance par des régimes féroces, des privations gastriques, l'abstinence sexuelle, des manœuvres pénibles et des séries de visite, qui n'auront pas modifié grand'chose à l'état local, on a ainsi préparé un terrain très favorable à l'éclosion des phobies et des obsessions de toutes sortes. Sans la moindre réserve, j'affirme que je préfère, au besoin, laisser mes malades avec quelques vagues filaments, que les astreindre pendant une durée indéterminée à des soins obsédants et souvent inutiles. Je crois ainsi agir en conformité avec les intérêts de mon malade et la morale professionnelle.

Je pourrais répéter pour tout autre symptôme ce que j'ai dit pour les filaments ; le raisonnement est le même, et la conclusion aussi.

§ 2. — DE LEURS MANIFESTATIONS LES PLUS HABITUELLES

Il est presque impossible de tracer un tableau clinique de ces singulières manifestations. Elles sont aussi variables, aussi individuelles que toutes les autres névroses, et chacun aiguille ses symptômes dans la voie où le pousse sa prédisposition, ou même le hasard des incidents.

Cependant, s'il était permis de formuler des règles en pareil sujet, je dirais qu'on peut diviser en *trois périodes* les diverses phases par lesquelles passe le malade, étant bien entendu que la plupart d'entre eux ne vont pas jusqu'aux ultimes manifestations.

I. *Dans une première étape*, le blennorrhagien récemment guéri examine d'un œil soupçonneux ses organes, et soumet à une critique sévère les moindres manifestations de leur fonctionnement. Or il est tout à fait habituel que subsistent quelques petits symptômes (rougeur du méat, goutte muqueuse plus abondante qu'auparavant, filaments légers, picotements pendant ou après la miction, etc.), symptômes dont j'affirme l'innocuité pour les avoir systématiquement cherchés et retrouvés chez de très anciens blennorrhagiens, dont la bonne et solide guérison était prouvée par des années de mariage sans incidents ni contamination.

Si donc notre homme est d'une mentalité normale, il considérera avec une sereine philosophie ces vieux souvenirs d'autrefois, et n'y pensera plus. Que si, au contraire, un esprit faible et inquiet, un prédisposé à la suggestion obsédante procède à cet examen, il trouvera là ample matière à un pessimisme amer, à des réflexions décourageantes, d'autant plus si son médecin n'intervient pas pour lui démontrer l'inanité de ses craintes. Et peu à peu, le malade accordera inconsciemment au tout petit malaise du début une importance grandissante ; le picotement deviendra cuisson, la goutte muqueuse écoulement, le passage de l'urine sera une brûlure, la lourdeur passagère une douleur intolérable. Autrement dit, pendant toute cette première période, le malade se contente d'exagérer tous ces minimes symptômes, toujours dans la sphère génitale, mais les localisant de façon variable, en avant ou en arrière, suivant les endroits les plus touchés par la maladie d'autrefois.

II. Cette première étape franchie, l'obsession étend son domaine. L'attention perpétuellement hypnotisée sur cette région perçoit avec une lucidité pathologique d'autres sensations, accidentelles ou même normales, qui se passent dans la même zone ou dans les zones avoisinantes. Comparant invinciblement et faussement avec son état antérieur, tel qu'il croit se le rappeler, l'obsédé trouve sa miction moins vigoureuse, l'éjaculation moins voluptueuse, les érections plus difficiles ! Il reste de l'urine dans le canal après la miction ! ! Il mouille beaucoup quand il est excité!!! Si quelque lourdeur périnéale survient, les sensations seront beaucoup plus curieuses, et toute la description des symptômes des prostatites, préalablement lue et méditée dans quelque opuscule, passera en termes imagés dans le récit du malade : névralgies de toutes sortes, périnéales, anales, scrotales, crurales, sciatiques, lombaires, vertébrales, démangeaisons anales, épreintes, fausses envies d'uriner, etc. De là, crainte d'aller à la selle, prétendue difficulté pour s'asseoir ou pour se tenir debout, suivant les cas, impossibilité de se fatiguer, de s'adonner à certains sports, voire même de vaquer à ses occupations habituelles, auxquelles il renonce souvent.

III. Et si quelque conseiller expérimenté et prudent n'intervient pas à cette période, si le malade n'a pas en lui-même la volonté réactionnelle nécessaire pour être son propre médecin, il s'achemine peu à peu par une transition facile à suivre, vers la vraie neurasthénie avec tout son cortège de manifestations générales, et de localisations aussi nombreuses que les organes eux-mêmes.

Rien de plus incompréhensible que cet affaiblissement organique dont se plaignent les victimes de cet état nerveux, qui n'est point l'apanage, comme on pourrait le croire, de la classe intellectuelle. Nous avons vu quelquefois, aux consultations de l'Antiquaille, de robustes ouvriers, solides et musclés, dépourvus de toute tare, se déclarer dans l'impossibilité de continuer leur travail, même peu pénible, à cause de la goutte imperceptible qu'ils arrivaient à traire après cinq minutes d'efforts, le matin, au réveil. « Toute ma force s'en va par là ; depuis que j'ai ça je ne puis plus rien faire ! » Ils ne sont plus bons à rien et viennent solliciter les larmes aux yeux un lit hospitalier, fût-ce dans les salles d'incurables. Et il faut voir leurs regards désespérés, quand ils s'en vont, couverts d'encourageantes paroles, mais sans obtenir de médicaments.

A peu de choses près, il en est de même dans le cabinet du praticien. Terriblement convaincu de 'existence et des dangers de sa maladie, le malade s'imagine rapidement que toute fatigue l'augmente et que tout le monde s'en aperçoit comme lui. Il se claustre peu à peu, surveille son appétit « pour ne pas fatiguer sa prostate », se constipe « parce qu'ils sort un liquide par le canal lorsqu'il va à la selle », évite les rapports sexuels « qui augmentent ses picotements uréthraux », refuse toute invitation « parce qu'il ne faut pas boire de vin » et se sèvre de toute distraction, sportive ou autre. Solitaire et réduisant au minimum les occupations professionnelles, il a plusieurs heures par jour pour s'occuper de lui-même. C'est alors que surviennent tout naturellement les troubles gastriques ou intestinaux, digestions pénibles, diarrhées, anorexie, et comme conséquence, les bouffées de chaleur, céphalées chroniques, troubles de la vision, perte des forces, affaiblissement général. Et cette fois, il ne s'agit plus de symptômes imaginaires, mais bien de réelles manifestations organiques, dues au genre de vie que s'impose le malade autant qu'à la permanence de cet état d'angoisse.

En général, le malade guérit. Les voyages, le repos prolongé, des occupations sérieuses, le mariage marquent souvent la terminaison. Mais les choses vont quelquefois plus loin; le moral peut être très profondément touché; plusieurs de mes malades ont dû abandonner définitivement leurs professions, malgré tous mes efforts; d'autres sont restés des affaiblis, sujets à des rechutes à la moindre occasion d'ébranlement nerveux; deux ont fini par se suicider. Il s'agissait évidemment de demi-fous que tout autre incident aurait conduit aux mêmes extrémités. Je cite cependant ces exemples, ne fût-ce que pour faire comprendre que la situation peut être sérieuse et qu'elle implique, malgré son apparence, une vraie thérapeutique dans les détails de laquelle je vais maintenant entrer.

§ 3. — CONSEILS THÉRAPEUTIQUES ET MORAUX

Quelle est, en présence de pareils malades, la conduite à tenir? Problème des plus complexes, dont la solution soulève toute une série de questions préalables, d'ordre moral et psychologique.

« Étant constaté de façon certaine l'état de santé de mon malade, diront certains praticiens rigides ou ennemis des difficultés, je n'ai qu'à le renvoyer avec de bonnes paroles, toute autre médication n'étant plus de notre ressort. »

Ceci est une conception bien mesquine de nos devoirs professionnels ! Je tiens en grande pitié le médecin qui borne son rôle à distribuer des médicaments sur du papier à en-tête. Quelques années de pratique réfléchie nous ont vite convaincu de l'efficacité passagère ou douteuse des médicaments les plus prônés, fût-ce par les Maîtres en art thérapeutique. Et d'autre part, nous nous apercevons tous les jours de l'influence bienfaisante que nous avons sur nos malades, en agissant sur leur mentalité affaiblie ou leur moral déprimé, soit par nos conseils, soit même par notre seule présence. Que ce malade souffre, qu'il soit très malheureux, c'est chose incontestable. Et cela suffit pour que nous soyons en droit d'employer tous les moyens, inscrits ou non au quatrième examen du doctorat, pour le soulager et le guérir.

Ce genre de thérapeutique est d'autant plus difficile pour nous, spécialisés en matière vénéréologique, que nous n'avons pas l'esprit orienté en ce sens, familier aux adeptes de la médecine mentale. Il est bien plus facile de passer un Béniqué ou d'aligner une formule, même polypharmaque, que de mettre à jour, parmi les angoisses imprécises d'un névropathe, celles qui sont les causes premières, à son insu bien souvent, de son état d'obsession. Et ce point faible une fois découvert, il faudra faire appel à toute notre habileté pour guider doucement le malade hors de son idée fixe, détourner vers d'autres occupations son esprit hypnotisé, et le guérir sans même qu'il le soupçonne. Ce travail exige du temps, de la patience, d'assez profondes qualités d'observation, et, comme pour toutes les suggestions, une volonté supérieure à celle du sujet en traitement. Il faut surtout que cette médication nous intéresse, sans quoi nous serions trop vite découragés par les difficultés de l'entreprise et l'incertitude des résultats.

1° Traitement moral. — Il faut d'abord connaître la mentalité de son malade. C'est la condition nécessaire du succès. Plus encore que les lois biologiques celles qui régissent nos pensées échappent à toute formule précise, et c'est pourquoi il serait impossible en pareil cas de prétendre tracer d'avance des règles de conduite au médecin.

Mais une chose facilite notre travail. Ce malade en présence duquel nous sommes, n'est pas tout à fait un inconnu pour nous. Avant de nous convaincre du bon état de son appareil uro-génital, nous avons longuement conféré avec lui au sujet de ses antécédents, de ses sensations, de ses craintes; nous l'avons examiné avec beaucoup de minutie; un peu de douceur et de bienveillant intérêt détermine facilement chez lui les confidences et les impressions personnelles.

Tout ceci crée déjà entre lui et nous une atmosphère de confiance et presque de sympathie. Avec un peu d'habitude, deux ou trois consultations nous permettent d'apprécier une mentalité, mieux que des mois de fréquentation banale. Au cours de ces conversations, nous verrons donc si nous avons affaire à un malade d'intellect normal, qui de bonne foi se croit sérieusement atteint, ou bien si nous sommes en présence d'un obsédé, d'un phobique congénital, d'un lypémaniaque raisonnant, comme disait Esquirol, qui, sur sa lésion imaginaire, a édifié tout un syndrome de neurasthénie.

Suivant le cas, la conduite à tenir est totalement différente ; je vais dire en quoi et pour quoi.

Un malade, doué d'une mentalité solide, peut, en toute sincérité, croire à l'existence et à la gravité de son affection. La lecture d'ouvrages pseudo-scientifiques, la mauvaise interprétation d'avis médicaux sont bien souvent cause de cet état d'esprit. Avec un malade de ce genre, nous pouvons causer comme nous le ferions avec un confrère. La question n'est pas si difficile qu'elle ne puisse être comprise. Nous lui montrons comment toutes les affections aiguës sont susceptibles de laisser persister après elles des séquelles sans importance, dont le temps peut seul assurer la disparition absolue. Les bronchites, les angines, les pneumonies offrent des exemples faciles à prendre. Le meilleur conseil à lui donner sera de reprendre de suite ses habitudes antérieures, gastriques et génitales. Huit jours ne se passeront pas sans que le malade ne vienne lui-même vous remercier de lui avoir démontré son erreur, par ces moyens faciles et même agréables.

Ceci ne suffit pas toujours. Même raisonnable, le malade persiste souvent à s'inquiéter de l'excrétion muqueuse plus abondante qu'autrefois, des picotements ressentis de temps à autre à la fin de la miction ou au cours d'érections prolongées, des sensations de lourdeurs périnéales intermittentes, etc., tous phénomènes dont j'ai dit la vanité habituelle. Et déjà ces sensations minimes attirent son attention de façon excessive; elles grandissent dans son esprit, amènent des craintes malsaines, et font naître des troubles tout à fait disproportionnés avec la cause première. Le rôle du médecin est de l'arrêter sur cette pente dangereuse, et ce n'est pas toujours facile.

En présence d'un malade que nous supposons capable de comprendre, il y a lieu de faire appel ici à toute notre psychologie; non que je veuille évoquer les vagues souvenirs laissés par un an d'enseignement dogmatique et incompris, mais plutôt cette philosophie vécue et pratique que nous enseigne chaque jour la fréquentation de nos semblables, malades ou bien portants.

Et d'abord ne heurtons pas de front l'idée de notre malade. Reconnaissons avec lui que son ancienne blennorrhagie a peut-être laissé quelque chose, un petit rien non encore cicatrisé, un point congestif qui peut être l'origine de quelques névralgies intermittentes. Mettons au point, par un interrogatoire serré, l'imprécision des localisations douloureuses dont il se plaint, leur caractère vague, fugace et intermittent — et faisons bien ressortir à ses yeux, chose en général facile, que lorsqu'il prétend souffrir toute la journée, cela signifie qu'il éprouve une ou deux « lancées » ou « lourdeurs » par jour, chacune d'elles pouvant durer deux à trois minutes au maximum.

Au cours de ce premier entretien, dont tout pédantisme doit être banni, il est cependant du plus heureux effet d'initier le malade à quelques détails anatomiques ou physiologiques, susceptibles de l'éclairer sur son cas. Quelques schémas simplifiées ou quelques coupes bien choisies, lui permettront de faire connaissance avec cet appareil uro-génital, objet de ses préoccupations. Et sa satisfaction évidente en présence des démonstrations les plus ardues, est la meilleure preuve que l'on a touché juste. On saisit l'occasion pour lui montrer les régions où se réfugient habituellement les séquelles inflammatoires, et lui faire comprendre le peu d'importance de ces lésions, lors même qu'elles seraient plus appréciables, la vanité de leur danger, et l'impossibi-

lité où elles sont d'avoir un retentissement sérieux
sur l'état local ou général. Inutile d'ajouter que ce
petit cours de pathologie à l'usage des gens du
monde, sera rendu très compréhensible, fut-ce aux
dépens de la pure vérité scientifique. Il faut que le
malade ait la sensation qu'il a compris, c'est là l'essentiel.

C'est ici le moment d'élargir le débat, et d'amener
notre malade, par une habile transition, à envisager
non plus son cas en particulier, mais tout malaise
semblable dont peut souffrir le corps humain. Notre
organisme est si complexe, ses rouages si innombrables et souvent si mal surveillés, qu'il serait vraiment
extraordinaire qu'aucun grincement ne se fît jamais
entendre. Il n'est pas un homme qui ne puisse, avec
un peu d'attention, percevoir en un point quelque
sensation inaccoutumée; il n'est pas une maladie
qui ne laisse après elle certaines anomalies, capables
de troubler plus ou moins longtemps le jeu régulier
des organes; mais celles-ci guérissent toujours, complètement et spontanément. Et cette guérison sera
d'autant plus retardée que l'attention anxieuse se
portera davantage sur cette sensation; celle-ci prendra forcément aux yeux de l'observateur inconscient
une importance qu'elle ne mérite pas; elle grandira,
en proportion de l'insuffisance de son ressort moral,
et finira grâce à la seule mise en jeu de l'émotivité et
de la sensibilité, par créer de véritables troubles
fonctionnels.

Tout ceci est facilement évitable si l'on a su reconnaître à temps la minime importance réelle de son malaise, lui faire tout juste la place qu'il mérite et l'oublier systématiquement à la première occasion. Il faut surtout croire fermement à sa santé, à sa résistance physique et morale, avoir la plus grande confiance dans ses organes et dans la suffisance de leurs réactions en cas de besoin. Ignorons les maux nerveux; les craindre, c'est les appeler. C'est déjà un effort inutile que de déployer dans cette lutte une volonté excessive; il suffit de se laisser vivre, de songer que tout s'arrange, suivant la maxime mise à la mode par Capus, et que cet arrangement se produit habituellement à notre insu et sans notre intervention.

Tel est le thème sur lequel on peut broder quantité de variations. C'est là une œuvre délicate, de réalisation évidemment plus difficile qu'une opération électrolytique, et qui n'est pas toujours bien comprise. Mais les succès en sont d'autant plus intéressants; et on a souvent la sensation, non seulement d'avoir arraché le malade à son idée obsédante, mais encore de lui avoir fait connaître l'importance et l'utilisation de son ressort moral, qu'il saura retrouver à l'occasion. De temps à autre, il vous en est sincèrement reconnaissant, et d'un client on s'en fait un ami.

2° Traitement local. — Est-ce à dire que cette médication purement suggestive réussisse habituellement? Si persuasif que soit notre verbe, il ne l'est pas toujours assez en présence de malades d'entendement médiocre ou de mauvaise volonté avérée. Une médication auxiliaire est nécessaire, qui agira de deux façons, soit par les modifications qu'elle pourra produire dans l'état local, soit par l'effet moral heureux qu'elle produira sur l'imagination du malade.

Comme traitement local, je recommande de s'en tenir aux manœuvres juste nécessaires pour nous persuader de la guérison et aussi en persuader le malade. A ce point de vue, il est bon de se laisser guider par les assertions du patient, sans trop vouloir rechercher la part du vrai et du faux.

Si l'origine de son inquiétude est dans le canal, séchons la goutte muqueuse du matin avec quelques injections très légèrement astringentes. La dose ultra-minime est nécessaire pour ne pas donner un résultat tout à fait opposé. Les picotements disparaîtront assez facilement avec quelques solutions de laudanum ou d'infusion de coca. S'il est hanté par l'idée d'un rétrécissement, qu'une bonne sonde, de diamètre suffisant, passée dans l'urèthre lui démontre que ce rétrécissement n'est plus, s'il a jamais été. S'il urine trop, à son gré, mettez-le au régime sec et donnez-lui quelques grammes de copahu. S'il n'urine pas assez, qu'il boive de l'infusion de queues de cerise ; enfin — et voici le cas le plus fréquent de tous — s'il se plaint de douleurs périnéales, de prurit anal, de lourdeurs dans le petit bassin, mettez-le pendant quinze jours aux lavements chauds anti-pyrinés, et aux massages prostatiques. C'est là une thérapeutique symptomatique, empirique, scientifiquement condamnable. Il n'empêche qu'elle présente le double avantage de donner confiance au malade, de faire disparaître momentanément le symptôme obsédant, de détourner par cela même son attention et de permettre une guérison plus facile.

3° Traitement général. — Pendant toute cette période une médication générale s'impose, variable avec les tares particulières de chaque malade ; suivant les cas, on distribuera les toniques, les ner-vins, les calmants, les fortifiants ou les excitants. Sans vouloir empiéter sur le domaine de la neuropathologie, je me permettrai une réflexion d'ordre général, basée sur de nombreuses observations : je trouve que, dans le traitement des malades nerveux, on fait un abus déplorable des douches froides et des préparations bromurées. Il faut bien se dire que le nervosisme de la plupart d'entre eux n'est que le résultat de leur émotivité; que leur exci-tation apparente n'est que faiblesse nerveuse. Comme ils le disent souvent eux-mêmes : « les nerfs se sont emparés d'eux ». Et ce n'est pas en les sou-mettant quotidiennement au trauma désagréable de la douche, ni en les alourdissant par le bromure, qu'on facilitera la reprise du système nerveux en déroute, par les centres cérébraux. En général, les toniques sont très supérieurs, et, même les excitants, bien que cela paraisse paradoxal. Quelques mélanges où voisineront les gouttes amères de Beaumé, la teinture de noix vomique, la Kola, le quina, etc., seront du plus heureux effet. Des douches tièdes, bains prolongés, frictions alcooliques matinales compléteront fort bien ce traitement.

Une hygiène modérée doit être prescrite, sans exagération, ne gênant le malade ni dans ses occupations professionnelles, ni même dans ses distractions. Le repos et le calme sont évidemment recommandables, mais à condition qu'ils soient compatibles avec des occupations quotidiennes, non fatigantes, mais régulières et mesurées. La pire chose pour un pseudo-neurasthénique de ce genre, c'est le repos à la campagne, loin de tout travail, la prétendue cure de solitude, pendant laquelle il aura tout le loisir d'observer les moindres sensations et d'épiloguer sur leurs causes ou leurs effets.

Bien au contraire, il faut que, sous votre direction, le malade reprenne toutes ses habitudes, recouvre toutes ses fonctions. Dès les premiers jours de votre traitement, encouragez-le à abandonner peu à peu la diététique rigoureuse à laquelle il s'est habituellement astreint. Ne soyez pas trop sévère sur le chapitre des choses permises et défendues, même au point de vue moral. Que chaque petit excès, permis par vous, soit soigneusement gradué. Qu'il constitue, pour ainsi dire, une sorte d'expérience, au cours de laquelle vous ferez toucher du doigt au malade son amélioration, et puis sa guérison. Et quand tout sera terminé, renvoyez-le muni de judicieux conseils, que je ne veux pas répéter ici, car ils sont suffisamment exposés dans le premier chapitre de cet ouvrage.

Il est des cas plus graves, où la neurasthénie domine, où la lésion uréthrale, après avoir quelquefois joué le rôle de cause déterminante, n'est plus qu'un des nombreux symptômes de cet état morbide. Il est rare que l'étiologie en soit simple ; la plupart du temps, des causes physiques et morales s'intriquent pour expliquer sa ténacité et sa résistance à tout traitement. L'estomac est bien souvent coupable, ou bien le foie ; à moins que des malheurs conjugaux ou une passion non satisfaite n'en soient les causes véritables. « Tout neurasthénique a plus ou moins souffert dans la sphère des facultés affectives » (Bouveret). On voit combien la médication s'élargit, se complique et sort de notre petit cadre. Il est permis, en pareil cas, de tenter la guérison par les moyens indiqués plus haut, mais l'échec est probable. Mieux vaut, après quelques essais infructueux, reconnaître que le cas excède notre compétence spéciale et conseiller amicalement l'avis de tel neurologiste qui réussira peut-être où nous avons échoué. Quoi qu'il en soit, sachons résister à l'envie, bien excusable, de leur crier, en une heure d'énervement, qu'ils n'ont rien autre que leur indécrottable névropathie. Quelques-uns considèrent ce renvoi comme un certificat d'incurabilité et prennent de sinistres résolutions. Comme tous mes confrères, j'ai à mon passif quelques échecs de ce genre, et je me demande si avec plus de patience, de douceur et d'expérience, je n'aurais pas pu les éviter.

Je m'en voudrais de laisser mon lecteur sur cette note triste, car je crois qu'en l'espèce, l'inquiétude obsédante est aussi peu raisonnable que la souriante indifférence avec laquelle on accueille trop souvent cette petite affection. La blennorrhagie ne mérite ni cet excès d'honneur, ni cette indignité. Elle est et doit rester une petite inflammation locale, à évolution passagère et bénigne. Par la faute des malades, et quelquefois par l'indifférence des médecins, elle peut devenir sérieuse, et même grave. Il faut que les uns et les autres soient suffisamment prévenus, pour mieux connaître et éviter les facteurs de complications. En réunissant dans ce manuel quelques notions, que je crois simples et bonnes, facilement susceptibles de contrôle et par conséquent de critique, j'apporte ma modeste part à ce travail et espère avoir réussi sinon à instruire, du moins à intéresser.

TABLE DES MATIÈRES

PREMIÈRE PARTIE

PROPHYLAXIE DE LA BLENNORRHAGIE.   1

§ 1. Causes et explications de la fréquence des blennorrhagies   3
§ 2. Conseils de prophylaxie pratique. 20
§ 3. Nécessité du diagnostic précoce. Conduite à tenir
en cas de doute 25

DEUXIÈME PARTIE

TRAITEMENT DE LA BLENNORRHAGIE URÉTHRALE.   33

CHAPITRE PREMIER

DU TRAITEMENT ABORTIF DE LA BLENNORRHAGIE.   33

1° Des indications du traitement abortif.   34
2° Du choix d'une méthode   36
§ 1. Des méthodes abortives et de leur technique . . . 37
1° Du traitement abortif par les injections uréthrales. 38
A. Injection unique à dose forte 38
B. Injections prolongées à dose modérée. 40

2° Du traitement abortif par les grands lavages uréthro-vésicaux   45
    A. Technique des grands lavages   46
    B. Emploi du permanganate de potasse   50
    C. Emploi d'autres médicaments.   53
§ 2. Résumé et appréciations.   54

CHAPITRE II

TRAITEMENT DE LA BLENNORRHAGIE A LA PÉRIODE D'ÉTAT   57

ARTICLE PREMIER

Traitement expectatif et méthodique.   59

§ 1. Période d'état   59
   1° Précautions prophylactiques   61
   2° Hygiène   62
   3° Thérapeutique   66
     A. Traitement local   67
     B. Traitement général.   68
§ 2. Période de défervescence.   72
   1° Les médicaments dits balsamiques   73
   2° Leur mode d'administration.   77
§ 3. Période terminale   82
   1° Des injections et de leurs indications générales.   83
     A. Du choix de l'injection.   83
     B. Des indications des injections.   85
     C. Mode d'emploi des injections   91
   2° Des grands lavages uréthro-vésicaux et de leurs
indications   93
§ 4. Période de surveillance et de guérison.   95
   1° Conduite à tenir en présence d'une rechute . . .   96
   2° Conduite à tenir en présence d'une guérison . . . 100

ARTICLE DEUXIÈME

Méthode antiseptique et suppressive.   102

§ 1. Des injections dans la méthode suppressive 103
   1° Injections de sels d'argent 104

2° Injections astringentes 112
3° Injections antiseptiques. 113
§ 2. Des lavages uréthro-vésicaux dans la méthode suppressive. 113
§ 3. Appréciation de ces diverses méthodes 115

CHAPITRE III

BLENNORRHAGIE CHRONIQUE DE L'URÈTRE. 121

ARTICLE PREMIER

Étude clinique de l'uréthrite blennorrhagique chronique. 126

§ 1. Diagnostic de l'urétrite chronique 127
§ 2. Des formes anatomo-cliniques de l'urétrite chronique. 133
   I. Etude anatomo-pathologique. Localisation des lésions 136
   II. Symptômes propres 140
     1° Urétrites entretenues par les lésions juxta-uréthrales. 142
     2° Urétrites subaiguës superficielles 143
     3° Urétrites anciennes profondes. 149

ARTICLE DEUXIÈME

Traitement des diverses formes de l'urétrite blennorrhagique chronique. 158

§ 1. Urétrites entretenues par les lésions juxta-uréthrales. 159
§ 2. Urétrites subaiguës superficielles. 162
   1° Urétrites à localisations antérieures 162
     A. Urétrites épithéliales 162
     B. Urétrites à prédominances glandulaires . . . 169
   2° Urétrites à localisations postérieures. 175
§ 3. Urétrites anciennes, profondes. 180
   1° Premier degré : formes infiltratives ou glandulaires. 180
   2° Deuxième degré : formes sèches ou folliculaires. 189
     A. Dilatation de l'urèthre. 190

B. Traitement des points localisés 196
3° Urétrites postérieures et congestions prostatiques. 199
   A. Cas récents 201
   B. Cas anciens 204

CHAPITRE IV

DES ÉTATS NÉVROPATHIQUES POST-BLENNORRHAGIQUES. 212

§ 1. Nature et cause de ces états névropathiques. . . 215
§ 2. De leurs manifestations les plus habituelles. . . 224
§ 3. Conseils thérapeutiques et moraux. 228

ÉVREUX, IMPRIMERIE CH. HÉRISSEY, PAUL HÉRISSEY, SUCC^r

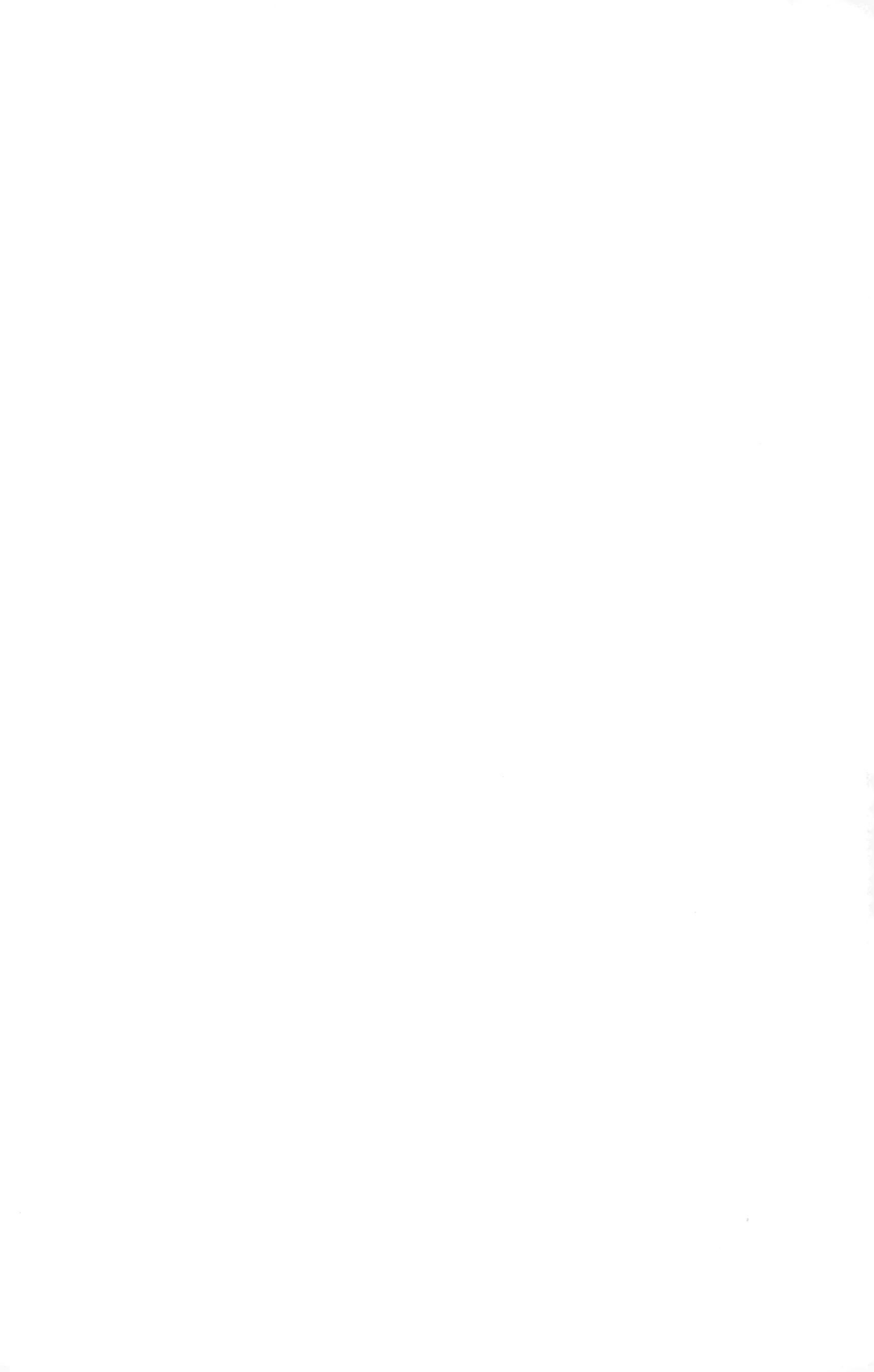